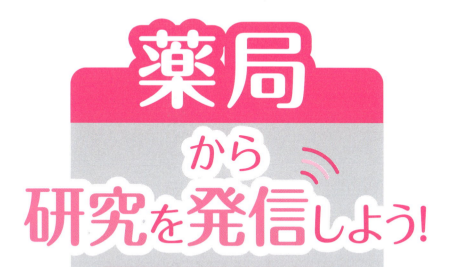

尾関 佳代子 Kayoko Ozeki

薬事日報社

はじめに

　現役の薬局薬剤師って論文を書くことができるのでしょうか？　日常業務に忙殺されて，そんなこととても無理と思う人がほとんどなのではないでしょうか？

　私はフルタイムの薬局薬剤師として働いていますが，その中で時間をやりくりして研究をし，その結果をまとめ，なんとか英語論文を書くことができました．私の書いた最初の英語論文が世に出てから数年が経ちますが，この論文を引用してくださる他国の研究者も徐々に増えてきています．インターネットが普及したこの時代の恩恵も加わり，直接的にも間接的にも全く知らない外国の研究者が，私の論文に目を留めて，しかもその論文を自分の論文へ引用してくださったことに，実際にお会いしたことはない相手であっても，同じ分野の研究者同士の繋がりを感じ，心から嬉しく思っています．

　この本は，普通の薬局薬剤師が日々の業務の中から研究の種を見つけ出し，論文掲載という花を咲かせようというコンセプトで書きました．後半では，実際に私が行った研究について順を追って説明していますので，初めて研究を行ってみようとする薬剤師の方にも取っ付きやすいのではないかと思います．論文を投稿する際の自分の研究のアピール方法や，きっとぶつかるであろうと思われる，研究には付き物の限界（リミテーション）についても，どうすれば査読者のつっこみをかわせるか，具体例を挙げてあります．

　また，この本では，薬局薬剤師が研究をするにあたって最低限必要であろうと思われる疫学，統計の基礎知識についても説明しています．疫学，統計用語は混同しやすく，私自身，なかなか頭に入って来ず，覚えるのにとても苦しみました．その経験も踏まえて，分かりにくいと思われる部分もできるだけ分かりやすく説明したつもりです．

　研究をするのは本当に労力を要することですが，それだけの価値があります．業績は後世に残ります．あなたもPubMed（医学・生物学分野の学術文献の検索サイト）掲載を目指して頑張ってみませんか？　さらっと気軽に読める内容ですので，最後までお付き合いいただければ幸いです．

2019年10月

尾関　佳代子

目　次

はじめに ……………………………………………………………………… i

第1章　薬局にはいっぱい研究の種がある　　1

1. 私が研究を始めたきっかけ …………………………………………… 1
2. なぜ，薬剤師にとって研究が大事なのか？ ………………………… 2
3. 疫学っておもしろい …………………………………………………… 4
4. ジョン・スノウと高木兼寛の研究 …………………………………… 5
5. たばこと肺がんの研究 ………………………………………………… 6
6. 薬局研究に疫学を取り入れよう ……………………………………… 7
7. 薬局薬剤師の研究にはある程度の限界がある ……………………… 7
8. 薬局現場で生じた疑問を研究へ ……………………………………… 8
9. 8つ星薬剤師を目指せ！ ……………………………………………… 9
  コラム　薬剤師と東京バナナ販売員 …………………………………… 10

第2章　研究を行うためには─研究を始める前の基礎知識─　　11

1. 研究とは ………………………………………………………………… 11
2. 疫学用語の基礎知識─曝露に関する指標─ ………………………… 12
   1. 曝露（要因）(exposure)　12
   2. ふじ33プログラムの事例　13
   3. 説明変数と目的変数　14
3. 疫学用語の基礎知識─頻度に関する指標─ ………………………… 14
   1. 比 (ratio)　14
   2. 割合 (proportion)　14
   3. 率 (rate)　15
   4. 相対頻度 (relative frequency)　18
4. 疫学用語の基礎知識─関連性の指標─ ……………………………… 18
   1. 相対危険 (relative risk，RR)　19

  2．寄与危険 (attributable risk，AR)　19
  3．オッズ比 (odds ratio)　22
  4．スクリーニング (screening)　24
5 バイアスについて ……………………………………………………………… 28
  1．研究の信頼性 (reliability) と妥当性 (validity)　28
  2．バイアス (bias)　28
  3．交絡　30
  4．プロペンシティスコアマッチング　33
  5．交互作用 (interaction)　33
6 研究のデザインについて ……………………………………………………… 35
  1．観察研究　35
  2．介入研究 (intervention study)　37
  3．自然実験 (natural experiment)　37
  4．時間軸からみた研究の分類　38

第3章　疫学で使う統計―薬局薬剤師に必要な統計知識―　39

1 統計とは ………………………………………………………………………… 39
2 母集団から標本を抽出する際の留意点 ……………………………………… 39
3 基本は記述統計 ………………………………………………………………… 40
4 データの分布について ………………………………………………………… 41
  1．正規分布　41
  2．二項分布　41
  3．ポアソン分布　42
5 主な統計量について …………………………………………………………… 42
  1．代表値　42
  2．ばらつきの指標　43
6 統計学的推定 …………………………………………………………………… 44
7 統計学的検定 …………………………………………………………………… 44
8 片側検定と両側検定 …………………………………………………………… 45
9 過誤について …………………………………………………………………… 45
10 サンプルサイズについて ……………………………………………………… 46
11 検定方法について ……………………………………………………………… 47

1. 平均の検定　47
　　2. 割合の検定　48
12 相関について ……………………………………………………… 51
　　1. 相関係数　52
　　2. 順位相関係数　55
　　3. 相関関係と因果関係　55
　　4. 直線型でない関連　55
　　5. はずれ値に注意　56
　　6. データが混在している場合の注意　56
13 回帰分析 …………………………………………………………… 57
　　1. 単回帰分析　58
　　2. 重回帰分析　60
　　3. ロジスティック回帰分析　63
コラム 薬剤師と登録販売者 ……………………………………………… 64

第4章　いよいよ研究に足を踏み入れよう　65

1 研究テーマの見つけ方 …………………………………………… 65
2 研究を始める前に ………………………………………………… 66
3 リサーチクエスチョンの作り方 ………………………………… 66
4 リサーチクエスチョンの構造化 ………………………………… 68
5 情報収集について ………………………………………………… 69
6 調査法の種類 ……………………………………………………… 70
　　1. 自記式調査　70
　　2. 他記式調査　71
7 調査票の作成について …………………………………………… 71
　　1. 依頼文の作成　72
　　2. アンケート本体の作成　74
8 質問文の作り方について ………………………………………… 74
　　1. 既存の調査票の質問を利用する　74
　　2. 誰もが分かる簡単な言葉を使用する　74
　　3. 質問文は簡潔に，質問数は必要最小限に　75
　　4. 定義は明確にする　76

5．論点は1つに絞る　76
　　　6．否定語，二重否定は使わない　77
　　　7．回答を誘導しない　77
　　　8．選択肢の順序に留意する　77
9 回答方法について　78
　　　1．自由回答法　78
　　　2．選択肢回答法　78
10 調査票のレイアウトについて　81
11 データの種類　81
　　　1．名義尺度データ　82
　　　2．順序尺度データ　82
　　　3．間隔尺度データ　82
　　　4．比尺度データ　82
12 アンケート回答のコーディングについて　83
13 コーディングしたデータを入力するときのコツ
　　　―実際の作業について―　84
　コラム　薬剤師と公衆衛生（災害時の話を中心に）　88

第5章　まずは学会発表をしよう　89

1 学会参加で新たな知識を手に入れよう　89
2 学会発表アラカルト　90
　　　1．学会発表は思ったよりハードルが低い　90
　　　2．複数の論点の入った調査票を活用する　90
　　　3．基本的な統計の知識は必須　90
　　　4．学会発表を土台にして論文作成に進むことができる　91
　　　5．人脈を広げることができる　91
　　　6．所属勤務機関の宣伝効果　91
　　　7．学会は情報収集の場　92
3 私が実際に行った学会発表の研究テーマの例　92
4 学会抄録を登録する　94
5 口頭発表のスライド作成　96
6 ポスターの作成　100

7 発表当日 102

第6章　そして論文作成に ―私が実際に行った研究― 　106

1 患者さんの言葉に耳を傾ける
　　―何気ない会話からリサーチクエスチョンへ― 106
2 リサーチクエスチョンを立てる―医者に頼らず市販の薬で頭痛に対処― 108
3 参考文献を集める 109
4 方法を考える 110
5 分析を行う 113
6 研究の結果 119
コラム　薬剤師と患者さん 122

第7章　論文を構成する―私の研究を例に交えて―　123

1 論文の構成 123
　　1. タイトル　123
　　2. ランニングタイトル　123
　　3. 著者情報　124
　　4. 抄録　124
　　5. キーワード　124
　　6. 緒言　125
　　7. 方法　125
　　8. 結果　126
　　9. 考察および研究の限界　131
　　10. 謝辞　136
　　11. 引用文献　136
2 利益相反への言及 137
3 倫理的配慮 137
4 英文雑誌に投稿する場合 138
5 どこから論文を書き始めるべきか 138
コラム　隙間時間を活用する 140

第8章　論文を投稿する―アクセプトまでの流れ―　　141

1. どの雑誌に投稿すべきか …………………………………………………… 141
2. 論文投稿時のお作法チェックと論文内容の再チェック ……………… 142
3. カバーレター ………………………………………………………………… 144
4. 論文投稿後の流れ …………………………………………………………… 144
5. エディターの決定
　―アクセプト，リバイズ，リジェクト (accept, revise, reject) ― ………… 147
6. ついに論文掲載へ …………………………………………………………… 149
7. 薬局薬剤師，ドラッグストア薬剤師が研究を行う意義 ……………… 152

おわりに ………………………………………………………………………………… 154
参考文献 ………………………………………………………………………………… 157

第1章

薬局にはいっぱい研究の種がある

1　私が研究を始めたきっかけ

　4年制薬学部を卒業した薬局薬剤師である私が研究を始めたもともとのきっかけは，薬学部が4年制から6年制になると分かったことでした．そのとき私は，6年制の薬学部を卒業し，自分よりも2年間多く学んでくる後輩たちをきちんと教えられるだけのことを身につけたいと強く思っていました．そこで，とりあえず彼らと同じ土俵に上がるべく，同じだけの年月は大学で学ぼうと決心しました．

　まだ子育て中だった私が，修士課程の門戸を叩いたのは放送大学でした．放送大学なら毎日通学する必要がなく，その当時の自分が学ぶには最適だと思ったからです．当時の放送大学は，今のカリキュラムとは少し違いますが，私が入学したのは総合文化プログラムの環境システム群でした．そのプログラムには医療関係者が多く在籍していました．薬剤師は私だけでしたが，他にはバッグラウンドとして，看護師，保健師，理学療法士，作業療法士などの資格を持つ方々がいました．基本的にはテレビやラジオ，地元の放送大学のサテライトスペースで学び，隔月で開かれるゼミに参加し，他の研究者が書いた論文を批判的に読み込む論文抄読を行い，自身の研究の進捗状況を伝えあい，放送大学の教員の指導を受けました．

　放送大学で学んだことによって，私は研究というものの入口にようやく立ったといえます．放送大学が便利なのは，家で学べることです．学費も，普通の大学に比べればかなり安いです．研究に必要な基礎知識である統計が全く分からない人は，放送大学の科目履修生となって学ぶのも1つの方法です．私も最初から放送大学の修士課程に入学したわけではなく，まずは科目履修生として興味のある科目から履修し始め，これなら無理なく学習していく目途が立ちそうだと思い，本格的に修士課程に足を踏み入れることにしました．

　当時，小学生の子どもの子育て中であった私は，身近な題材として「小学生の子どもを持つ母親のジェネリック医薬品使用状況とその関連要因」とい

う修士論文を完成させました．現在では，ほとんどの人がジェネリック[注1]という言葉も知っていますし，どのような性質を持つ医薬品であるかということも知っていますが，当時はまだジェネリック医薬品の認知度はそこまで高くなく，どのような人がジェネリック医薬品を使うのだろうと漠然と興味を持ったのがきっかけです．その論文は，その後ブラッシュアップして，平成23年（2011年）に日本社会医学会機関誌「社会医学研究」第29巻1号に掲載されました．

　いずれにせよ，この論文を完成させるまでの間に，私は放送大学で最低限の統計手法，先行文献の探し方など，論文を書くためのノウハウを学ぶことができました．そして，そこで研究の楽しさを知り，もっと統計について深く知りたい，もっといろいろな研究がしたいという思いが強くなり，医大の博士課程に進学することにしました．

　興味を持つということは，あらゆる面で物事を推進する力となります．医大の博士課程に入学してから4年間，私は薬局の仕事と両立しながら，あえていうなら，家庭の主婦としての家事もこなしつつ（ずいぶん手抜きではありますが），社会人大学院生として，大学に通いました．大学院のカリキュラムは，社会人に少し融通が利くようになっていましたので，毎日通う必要はありませんでした．また，4年間で学位を取るのが厳しそうだと考える人には，入学時点で履修期間を1年間または2年間延長することも選択できるようになっていました．私は長期履修コースを選択することなく，4年間で博士課程の修了要件である英文雑誌に論文を掲載することができ，無事に最短コースで医学博士の学位を取ることができました．

　その後，現在も薬局薬剤師として日々服薬指導を行う傍ら，特任研究員として大学に残って研究を続けています．そして，薬局薬剤師として長年勤務してきたことで，その発想から生まれる研究に今後も取り組んでいこうと考えています．

2　なぜ，薬剤師にとって研究が大事なのか？

　日常業務に追われる薬局薬剤師には，研究する時間なんてとても取ること

注1：先発医薬品の特許期間あるいは再審査期間が過ぎてから開発された，同じ成分を含む薬品．開発費用が少なく，承認審査も簡単なので，薬価を低く抑えることができる．

ができないと思われる方が多いのではないでしょうか？　ただでさえプライベートの時間が少ないのに，そのうえ研究なんてと思いますよね．では，研究をするとどんな良いことがあるのでしょう？　一口に良いことといっても，その種類はいろいろあります．

　1つは，もちろん直接的に自分の行った「個人での研究が，薬剤師という仕事にとって，つまり服薬指導を行ううえでの患者さんへのアドバイスに繋がるという良いことに結びつくこと（従って患者さんにとって利益となる良いこと）」です．

　例えば，私が行った「ピロリ菌1次除菌の成否と花粉症の関連」[1]という研究があります．この研究の結果，花粉症患者が除菌を失敗した確率は34.4％で，花粉症ではない患者は22.3％となり，私は，花粉症の人はそうでない人に比べて，1.5倍除菌されにくいということを明らかにしました．この研究結果が明らかとなった後は，除菌の処方箋を持って薬局に来局した花粉症のある患者さんには，除菌されにくいかもしれない可能性を説明し，より飲み忘れなどがないように強調して服薬指導をしています．他でもない自分自身が研究をし，花粉症だと除菌されにくい事実を明らかにしたことで，自信を持って患者さんに有用な情報を伝えることができるのです．

　もう1つは，「ある程度の規模の大きな研究を行うために薬局薬剤師がグループとなって協力をし，その研究が医療にとって良いことに結びつくこと（ある限定された患者だけでなく，もう少し広く世の中にとって良いことに繋がる可能性があるといってもよいかもしれない良いこと）」です．研究の規模が大きい分，個人では難しい，より高次の良いことを発見する可能性が大きくなると思われます．

　この例として有名なものに，米国で行われているアッシュビルプロジェクトがあります．このプロジェクトは，米国のノースカロライナ州にあるアッシュビル市で1997年に始まり，10年以上も続いている薬剤師による糖尿病患者へのカウンセリングプロジェクトです．カウンセリングを受けることによって，患者側の病気や薬に対する知識が増え，服薬アドヒアランスが向上しました．また，患者が食事療法や運動療法にも励み，その結果，検査値も改善し始めたため，医療費の削減にも繋がりました．まさしく薬剤師の職能というものが活かされた研究であると思います．この規模の研究になると1人で行うことは難しく，ある程度の薬局の協力，連携が必要となります．

　さらに，研究を行う薬剤師個人としては「人間としての自分にとって良い

ことに結びつくこと（自分が一段階成長できる良いこと）」というものも，もしかしたらあるのかもしれないですね．1つの研究を成し遂げると，自分にとても自信が持てるようになりますし，どんな些細なことであっても，今までに誰も発見できなかったことを発見できたという事実は，とても素晴らしいことだと思うのです．そして，その研究が海外の雑誌にアクセプトされれば，研究者なら誰もがアクセスすると思われる医学論文の検索サイト（例：PubMed，Web of Science）に自分の名前が載ることになるのです．さらに，自分の行った研究は自分が死んだ後の世まで残ります．つまりは，自分がある時代に生きていたという痕跡が，小さいかもしれませんが（私には十分大きいことに思えますが…）残せるのです．

3　疫学っておもしろい

　薬局薬剤師がやれる研究ってどんな研究でしょう？　今更，大学時代のように試験管を振ってとはいかないと思います．一番身近なのはやはり疫学研究でしょう．では，疫学とはなんでしょうか？
　ブリタニカ百科事典には，疫学の定義が次のように書かれています．

> 「疫学とはヒトの病気の度数の分布とそれの規定因子を研究する学問であると定義されている．つまり，疫学には2つの主要な分野があることになる．1つは，健康状態について年齢，性，人種，地域別などの分布を示そうとするものであり，人口学の原理を健康と病気にまで拡張した領域といえる．もう1つは，病気の分布型を原因因子によって解釈，説明しようとするものであり，そのため疫学に特有の分析方法が採用されている」．

　この内容をみると，普段，服薬指導をしている薬剤師に密接に関連している学問ともいえます．
　私たち薬剤師は，患者さんに薬を渡す際に必ず患者さんの属性（体質，薬や食物のアレルギー，既往歴，併用薬，飲酒，喫煙など）について質問し，把握する必要があります．ということは，例えばAという薬を服用している患者さんで副作用が出ている人（あるいは効果が低い人）の共通点を調べたら，実はアレルギー体質である人が多かったなど，患者さんの属性をみることによって，何らかの共通性を発見できるかもしれません．そして，その共通性が課題となり，有効な対策を考えることができます．

4 ジョン・スノウと高木兼寛の研究

　私が医大の大学院に入学して，疫学の講義で最初に習ったのがジョン・スノウの研究です．スノウは世界最初の疫学調査を行った人として，後に疫学の父といわれています．

　スノウの調査は，19世紀のロンドンで大流行したコレラに対して行われました．ソーホー地区で短期間に大勢のコレラ犠牲者が出た原因を，疫学的調査によって突き止めたのです．彼は周辺住民への聞き取り調査を行い，使用していた水道会社によってコレラにかかった人数が大きく異なっていることに気が付きました．当時，主に使われていたＡ水道会社とＢ水道会社のうち，Ａ水道会社の水を使っていた住民の死亡率がＢ水道会社の水を使っていた住民とは比較にならないほど高かったのです．さらに，患者がブロード・ストリートにある井戸の周囲に集中していることも発見しました．そして，物理的にではありますが，コレラの要因を特定し，井戸の封鎖やＡ水道会社の利用を中止することで，コレラの拡散を食い止めたのです．

　ちなみに，これはＡ水道会社が悪いというわけではなく，当時の水道会社は川から取水した水をそのまま家庭に配水していたため，単にＢ社の取水口が上流にあり，Ａ社の取水口が下流にあったのが理由です．しかし，当時，病気の元は空気を伝わる悪臭「瘴気」にあるとする説が信じられていた中で，疫学的手法によってコレラの危険因子を明らかにしたスノウに対して，私は大変感銘を受けました．まさに，疫学という学問の持てる力を痛感した研究でした．

　わが国でも，日本の疫学の父とも呼ばれる高木兼寛の行った海軍での航海を用いた疫学研究が有名です．明治初期において，脚気よる死は重要な問題でした．当時，海軍病院長に任命された高木兼寛は，脚気の研究に取りかかりました．彼は脚気の原因が食事にあるのではないかと考えました．さらに彼は，食事には窒素と炭素のバランスが重要であると考えていました．そこで，彼は2隻の海軍練習艦に乗る兵士たちに対して，一方の軍艦には窒素：炭素比が1：28の食事を，もう一方の軍艦には窒素：炭素比が1：15の食事を与えました．その結果，窒素比が小さい軍艦に乗った兵士は376人中169人が脚気に罹患し，うち25人が死亡しましたが，窒素比が大きい軍艦に乗った兵士は333人に対して脚気になった患者は14人で，死者は0でした．しかも，罹患した兵士は与えられた食事を摂らなかった者であった

そうです．

　こうして高木兼寛は，ビタミンB_1が発見される前に2隻の軍艦による実験航海により，脚気の原因は不適切な食事にあることを示し，陸軍医であった森鷗外が強く推していた脚気細菌説を否定し，脚気の撲滅に成功したのです．余談ですが，航海実験で評判を呼んだのが，高木兼寛が留学した先のロンドンで覚えた味であるイギリス海軍で提供されていたカレー風味のシチューでした．たんぱく質，つまり窒素を多く含んでいるそのシチューは麦飯の上にかけられ「ライスカレー」として提供されました．みんな大好きカレーライスのルーツが高木兼寛であったわけです．そのエピソードを知ってからは，私もカレーを食べるときには高木兼寛のことが頭をよぎります．美味しいだけでなく，手軽に簡単に栄養を摂ることのできるカレーの素晴らしさに，それまでと少し違った感情で当時の日本に思いをはせながら食べています．

5　たばこと肺がんの研究

　近年の疫学といって，すぐに思い浮かぶのがたばこと肺がんの関連です．国立研究開発法人 国立がん研究センター 社会と健康研究センター予防研究グループが研究結果を公表しています[注2]．平成2年（1990年）と平成5年（1993年）に40〜69歳の男女9万人に行ったアンケートで，生活習慣への回答を行った人を平成11年（1999年）まで追跡した調査結果に基づいて，喫煙と肺がんとの関係を調べた結果を発表しています．

　アンケートでは，男性の25％がたばこを「吸わない」，23％が「やめた」，52％が「吸う」と，女性の93％が「吸わない」，1％が「やめた」，6％が「吸う」と回答していました．たばこを「吸わない人」，「やめた人」，「吸う人」別に，その後平均7.8年間の肺がん発生率を比べたところ，たばこを吸う人での肺がん発生率は，吸わない人に比べて，男性では4.5倍，女性では4.2倍に高くなっていました．また，やめた人は吸わない人に比べて，男性では2.2倍，女性では3.7倍に高くなっていました．これらの数字をもとに計算すると，肺がんになった人のうち，男性では68％，女性では18％がたばこを吸っていなければ肺がんにならなくてすんだと報告しています．たばこは，肺がんの原因として大きな影響を与えることが明らかとなったのです．

注2：たばこと肺がんの関連について（https://epi.ncc.go.jp/jphc/outcome/254.html）

最近では，受動喫煙のリスクも，日本人を対象とした疫学研究のメタアナリシス[注3]において，約1.3倍になることが報告されています[2)].

これまで示した例でも分かるように，病気などの要因を明らかにするうえで，疫学は大変重要な学問です．このような疫学の歴史にふれた私は，疫学という学問の素晴らしさを改めて認識し，ぜひとも疫学研究に携わりたいと思うようになりました．

6 薬局研究に疫学を取り入れよう

振り返って，薬剤師の日常業務をよく観察すると，疫学的な材料がごまんと転がっているような気がします．先ほど言及した「ピロリ菌1次除菌と花粉症の関連」の研究を始めようと思ったきっかけは，患者の初回問診票をみて，「除菌を失敗した患者さんはなんだか花粉症の人が多いなぁ」と感じたからなのです．

一見，疫学と薬局薬剤師は縁遠く見えますが，実際は切っても切れない間柄なのです．「疫学って，もしかしたらとても面白いかも」と思い始めたら，あなたも研究に一歩足を踏み入れたといっても過言ではないかもしれません．

薬を通して患者さんの一番身近にいるのが薬剤師です．私たち薬剤師は，患者さんに対して，病気から解放して楽にしてあげたいという願いも強く持っています．医師ももちろん同じ思いでしょうが，より客観的に患者さんの病気に向かい合うことのできる薬剤師の強みを，ぜひ研究に活かしたいものです．

7 薬局薬剤師の研究にはある程度の限界がある

患者さんの身近にいるとはいっても，薬局薬剤師は患者さんのすべてを把握できるわけではありません．例えば，ある疾患で来局する患者さん全員に血液検査を行いたいなど，大規模なプロジェクトを行おうと思えば，それな

注3：複数の研究の結果を統合し，より高い見地から分析すること，またはそのための手法や統計解析の手法．システマティックレビューと並び用いられることが多い．システマティックレビューは，過去に行われた研究を網羅的・系統的に調査して同質の研究を集め，バイアスの危険性を評価しながら分析・統合する方法．メタアナリシスは，統計学的手法で定量的に統合する方法のことであり，臨床研究だけでなく疫学研究にも用いられる．

りにお金も必要となりますし，もちろん厳密な倫理審査も必要となりますので，おいそれとは実現できないでしょう．

しかし，それほどまでのことをしなくても，五感を研ぎ澄ませればその患者さんの持っている特性のようなものに気付くことはできるはずです．患者さんとの何気ない日常会話の中から，何か心に引っ掛かるテーマを拾い上げることはできるのではないかと思います．薬局薬剤師の入手できるデータの範囲においても，十分研究と呼べるレベルのことを成すことは可能です．いきなり背伸びをせずに，自分に与えられた環境を再確認し，できる範囲での研究を探してみましょう．

8 薬局現場で生じた疑問を研究へ

ここで薬局現場での疑問を研究へと結び付けるプロセスについて考えてみましょう．リサーチクエスチョンについては後で詳しく述べますが，簡単に説明すると図1のような流れになります．

薬局で，患者さんの言葉や背景から，ふと自分の中に疑問が湧き上がることがあります．例えば，先ほど言及した「小学生の子どもを持つ母親のジェネリック医薬品使用状況とその関連要因」という論文は2011年に執筆したものですが，当時，現在ほどジェネリック医薬品は認知されておらず，ジェネリック医薬品を選択する人は少数派でした．そのときの私の疑問は，どんな人がジェネリック医薬品を選ぶのかということでした．

そこで，私はリサーチクエスチョンとして，対象者には当時の自分と同じ境遇であった「小学生の子どもを持つ母親」を選び，「ジェネリックを選択する人」と「選択しない人」の患者背景を比較検討しました．分析の結果，母親のジェネリックへの興味と服用経験は，ジェネリックを選択するかどうかに有意に関連がありました．そして，当時の薬剤師の役割として，患者のジェネリック医薬品に対するリテラシー[注4]を高める情報を提供する機会を作っていくことの大切さが示唆されました．

このように，自分の身近に起こっていることや人に少し目を向けるだけでも論文に繋がる研究はできるのです．

注4：ある分野に関する知識やそれを活用する能力．

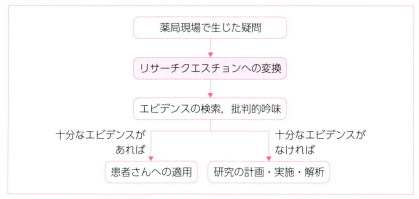

図1　薬局現場の疑問を研究へと結び付けるプロセス
＊エビデンス：臨床結果等の科学的根拠
出典：「神田善伸：ゼロから始めて一冊でわかる！　みんなのEBMと臨床研究，p.1，2016，南江堂」より許諾を得て改変し転載．

9　8つ星薬剤師を目指せ！

　薬剤師に求められる資質について，WHO（World Health Organization；世界保健機関）は2000年に，真に有能な薬剤師の理想像として，"7つ星薬剤師"という概念を提唱しました．その定義は，「ケア提供者（Caregiver）」，「意思決定者（Decision-maker）」，「情報提供者（Communicator）」，「管理者（Manager）」，「生涯学習者（Lifelong learner）」，「教育者（Teacher）」，「指導者（Leader）」という7つの能力を兼ね備えた薬剤師こそ，本当の意味で有能な薬剤師だとされています．さらに，2006年には8番目の能力として，「研究者（Researcher）」が追加されました．つまり，研究活動は優れた薬剤師にとって必要不可欠であることが宣言されたのです．

　日本でも，健康サポート薬局における「健康サポートに関する取組の周知」の1つとして，「医学薬学等に関する学会への発表や学術論文の投稿」が推奨されています．名実ともに研究と薬剤師（病院でも薬局でも）は強く結びつき，今までどちらかといえば研究とは疎遠であると思われていた薬剤師が，実はそうではなく，研究ができることがその資質として求められていることが明確となったのです．研究なんて私には関係ないとはいっていられない時代が目前に迫っています．

> **コラム** 薬剤師と東京バナナ販売員

　かれこれ10年以上も前になるでしょうか．出張で東京に行った帰りに，お土産に東京バナナを買おうと新幹線乗り場の近くの売店に立ち寄ったときのことです．

　東京バナナしか売っていないその小さなスタンドには，販売員は2人しかいませんでした．そのうちの1人，学生アルバイト風の若い男性が私に対応してくれました．その男性は満面の笑みで私を迎えてくれて「どれにいたしますか？」と尋ねました．私はその笑顔の素晴らしさに圧倒され，少し戸惑いながら1000円くらいの詰め合わせを注文したことを覚えています．

　そして，彼は「東京バナナ，美味しいですよね．僕も大好きです．」と言いながらてきぱきと商品を包み，とてもスムーズな動きで会計まで進みました．商品を渡すときに，また満面の笑みで「ありがとうございました！」とはっきりした声量で（うるさすぎるわけではなく）気持ちよく見送ってくれたのです．

　彼の仕事ぶりを見たときに，東京バナナの販売員としての彼の接客にかける意気込みと，お客様を大切にしようという心配りのとても大きなエネルギーを感じました．東京バナナは，黙っていても売れる商品です．必死になって売ろうとしなくても，適当に接客しても，おそらく販売数にそれほどの違いは出ないと思います．実際，疲れからか，笑顔もなく事務的に作業をする販売員が少なからずいます．おそらく彼も，東京駅の雑踏の中でひっきりなしにやって来るお客さんに疲れ切っていたと思います（時刻は午後8時くらいだったでしょうか）．それなのに，そんなことは微塵も感じさせない素敵な接客に，私はとても満たされた気持ちになりました．

　帰りの新幹線の中でも思い起こして「本当に気持ちのいい販売員さんだったな．あれだけの接客のできる彼は，きっと一流企業に就職できるのだろうな．」などと余計なことまで想像していました．10年経った今でも，この出来事を鮮明に覚えています．ほんの数分の短い出来事でしたが，彼以上の販売員にはいまだに出会えていません．

　薬剤師は小売業ではありませんが，服薬指導を通じて患者さんと日々対話しています．振り返って自分はどうでしょうか？　患者さんは薬を受け取って帰るときに，私が彼に感じたような清々しい，満ち足りた気持ちを持ってくれているだろうか？　と改めて考えるきっかけにもなりました．

　この出来事をきっかけに，さらにワンランク上の薬剤師を目指し，知識を得るための自己研鑽はもとより，私も患者さんに接するときは，いつも「この人から薬をもらいたい」と思ってもらえる「安心感を与える笑顔」と「患者さんのニーズに沿った患者さんの力になり得る心からのアドバイス」ができるよう心がけています．

第2章

研究を行うためには
―研究を始める前の基礎知識―

1 研究とは

　この章では，薬剤師が初めて研究を行う際に最低限必要な知識についてお話ししたいと思います．

　具体的に，研究とはどういうことを意味するのでしょうか？　千葉大学予防医学センターの近藤克則先生によれば，研究とは，①先行研究を批判的に読み込み（背景），②自分の研究課題・目的を定め（研究目的），③それに相応しい対象と方法を設定し（対象と方法），④データを集めて分析し（結果），⑤得られた結果のもつ普遍的な意味を考察し（考察），⑥結論を導き出す（結論），という一連の営みを成果にまとめたもののことをいいます[4]．

　逆に，研究とみなされないものは，①お勉強のまとめ（査読者にとっては常識の確認），②何が新しい（事実や法則，概念，実践，方法）のか分からないもの，③ある事実（個別事例）の記述だけ，④色々な事例・現象・側面・方法を示すだけ，⑤④の事象の統一的な説明やそれらが持つ意味，構造，効果，関連要因などが示されていないもの，です．

　実際に研究を始めようとする際には，本当に自分のやろうとしていることが研究に値するのかどうかを見極めることも重要です．2008年にGrandjeanは，図2のように研究を分類しています[5]．

　つまり，これから行おうとしている研究が独りよがりのもので，仮に何らかの結果が出たとしても，あまり意味のないものであったら，ましてや有害なものであったら，その研究を行っている時間は，ただの時間の無駄かもしれません．

　研究を手掛ける前に，そこはよく見極める必要があります．有用性が認められる研究であると考えられるのであれば，そこで初めて，方法論を含めて，研究計画を練っていく価値があるといえるでしょう．

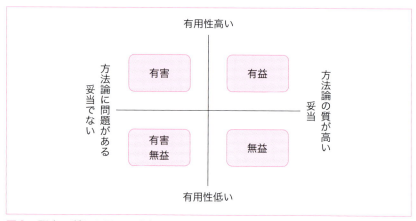

図2　研究の質から見た4分類　　　　　　　　（Grandjean：2008）

2　疫学用語の基礎知識—曝露に関する指標—

　ここで私たち薬剤師が研究を行うにあたって，知っておくべきと思われる疫学で用いられる言葉や指標についてお話ししたいと思います．学生時代に数学で習ったような言葉も出てきますが，これらの言葉や指標は疫学を学ぶ者にとって重要なものですので，おさらいのつもりで確認してください．

1．曝露（要因）（exposure）

　アウトカム（曝露の結果として設定される疾病，事象）の原因となりうる形質，行動，物質などをいいます．

　普段，私たちが使う用語としての曝露は，放射線被曝のように何か体に影響を与えるものにさらされるようなイメージがありますが，疫学で使う曝露の意味はもっと広く，多岐にわたります．やはり，曝露といって，すぐに頭に浮かぶのは病原微生物（細菌，ウイルス），医薬品，レントゲン撮影で使われるX線，最近では携帯電話やスマートフォンの電磁波などでしょうか？

　しかし，病気の発生原因として考えられるものは，他にもたくさんあります．まず，患者側の要因として考えられるものとして，遺伝があります．がん家系や糖尿病家系はよく知られています．

　性差による病気の発症の違いもあります．厚生労働省の調査をみると，男性に多い病気は痛風やアルコール性肝炎，膀胱がん，心筋梗塞，肝臓がん，尿路結石，慢性閉塞性肺疾患，胃がん，呼吸器がんなどです．

一方，女性に多い病気は，骨粗鬆症，甲状腺炎，膀胱炎，全身性エリテマトーデス，鉄欠乏性貧血，自律神経の障害，シェーグレン症候群，関節リウマチなどです．このように，性も曝露として考えることができます．もちろん，年齢や肥満体形などの体格も患者自身の要因であり，曝露と考えられます．

この他に社会経済的要因というものもあります．私が医大の大学院に入ってまだ日も浅いころ，学会でハーバード大学のカワチ・イチロー先生の特別講演を聴講する機会を得ました．カワチ先生は，健康格差論で著名な方ですが，社会経済的要因，端的にいえばお金持ちと貧乏人ということになってしまうかもしれませんが，すなわち個人によってバックグラウンドが異なる住居や食事，医療機関へのアクセスのしやすさなどが健康状態に大きく影響を与えると主張されています．これらはすべて曝露といえます．カワチ先生の話で興味深かったのは，格差社会は高所得者の健康状態にも影響を与えるということです．

また，ソーシャルキャピタルと呼ばれる地域での人との繋がりも，健康に関わる重要な要因となります．

2. ふじ33プログラムの事例

少し話が横にそれますが，人と繋がることが健康にとって良い影響を及ぼすのではないかということに関し，静岡県健康長寿プログラム（ふじ33プログラム）についてお話ししたいと思います．本格的に運用する前に，その効果をみるために，私が解析に関わったプログラムです．

「ふじ33プログラム」は，健康寿命の延伸や，働き盛り世代からの生活習慣改善を図ることを目的として，静岡県が開発したプログラムです．現在はスマートフォンのアプリにもなって，幅広く活用されているようです．このプログラムは，運動・食生活・社会参加の三本柱から成り立っており，それぞれに対し具体的な行動の目標を立て，その達成を目指していこうとするものです．

このプログラムの最大の特徴は，3人1組で自分たちが決めた行動メニューに取り組むということです．なぜ1人ではなく3人で取り組むのかと思う方もいるでしょうが，3人1組のグループで，共通の行動メニューを選び，それを実行していくという試みは，1人では脱落してしまいそうな目標設定でも，グループメンバーと互いに切磋琢磨して励まし合うことで，プログラムへの参加の持続，目標到達に向けての意識の向上に繋がると考えられたから

です．このプログラムにおいて，1つ1つの決められた行動メニューも曝露です．

このように考えると，曝露の解釈は幅広く，個人かグループかなどということも曝露になることが分かります．なお，このプログラムの社会参加に関する項目の解析結果に関して，私が書いた論文が「厚生の指標」という雑誌に掲載されています[6]．

以上のように，曝露といってもその種類は様々で，とうてい曝露という言葉には似つかわしくないようなことも曝露になり得ることが分かります．

他にも，参考までに，私が今までに研究で使用した曝露とアウトカムは，気圧の変化（曝露）と頭痛（アウトカム），花粉症（曝露）とピロリ菌1次除菌の失敗（アウトカム），薬局の防災意識（曝露）と災害への備え（アウトカム）などです．

3．説明変数と目的変数

ここで，説明変数と目的変数という言葉についても触れておきたいと思います．

説明変数は「何かの原因となっている変数」のこと，つまり曝露と同様の意味であり，目的変数は「その原因を受けて発生した結果となっている変数」のこと，つまりアウトカムと同様の意味を表します．説明変数は他にも独立変数，予測変数とも呼ばれ，目的変数はそれに対応して従属変数，結果変数とも呼ばれます．

3　疫学用語の基礎知識―頻度に関する指標―

1．比 (ratio)

比は「ある変数を別の変数で割ったもの」です．端的にいうと，割り算です．比の場合，分子と分母はお互いに関連があっても良いし，なくても良いです．例として，男女比や高齢者と非高齢者の比などが挙げられます．比は0～無限大の値を取ります．

2．割合 (proportion)

比の一種であり，分子が分母に含まれます．つまり，割合では分子は必ず分母に含まれなくてはなりません．例えば，ある集団の中での高血圧の人の

割合というと「高血圧の人÷ある集団全員の人数」ということになります．そして，高血圧の人と高血圧でない人を足すと全員の人数になります．割合は0～1の値を取ります．

　比との違いについて，改めて例を示すと「あるレンタルショップで貸出している邦画の数と洋画の数の比較」は比で，「邦画の数と取り扱っているすべての映画の比較」は割合となります．

3. 率 (rate)

　特定の期間において，決められたある集団の中で何らかのイベントが発生した数のことをいいます．別の言い方をすると，率とは一定時間当たりのイベント数のことです．特定の期間または時間が指定されていない場合は，基本的には率とはいいません．しかし，後で述べる累積罹患率や有病率など，実際は時間の概念が入っていないにも関わらず，率という言葉が使われています．この場合の率は，割合とほぼ同じ意味を表しています．

　率と聞いて私たちが最初に頭に思い浮かべるのが，プロ野球の打率ではないでしょうか．打率というのは，言うまでもなく「ヒット数÷全打席数」のことですが，これにも1シーズン中のという期間の取り決めがあります．期間の指定がない場合には，打率とはいえないのです．よくよく考えてみると，私たちは期間の設定ということをあまり考えずに，打率という言葉を気軽に使っているような気がします．これから打率の話をするときは，期間という概念も含まれていることを思い出してください．

● 罹患率 (morbidity rate)

　ある集団における疾病発生の率をいいます．式で表すと「一定期間内における疾病の発症数÷一定期間における観察人数（人年）」となります．

　人年について少し説明したいと思います．人年とは延べの観察年数のことです．例えば，観察した人と期間が100人を1年間だった場合と50人を2年間，25人を4年間，10人を10年間だった場合は，すべて100人年となります．

　ややこしいのは，観察期間の途中で発症した人や途中で亡くなった人，また行方不明になってしまった人の考え方です．

　例えば，A，B，C，D，E，Fという6人の脳卒中の発症を5年間追跡するとします．Aは観察開始から5年間発症はありませんでした．従って，1

15

人×5年間で5人年となります．BとCは2年間経ったときに脳卒中を発症しました．従って，2人×2年間で4人年となります．Dは3年目まで追跡できましたが，4年目で行方不明になってしまいました．このような場合は，3年目から4年目までのどこかの時点で観察不能になったと考えて3.5年とします．従って，1人×3.5年で3.5人年となります．Eは4年経ったときに発症して5年目に死亡しました．この研究は脳卒中の発症を観察しているので，死亡は考えずに1人×4年間で4人年となります．Fは追跡期間5年間のうちの1年が経ってからこの研究に加わり，4年目に発症しました．そうするとFの観察期間は4年間－1年間で3年間となり，1人×3年で3人年となります．

　5年の期間で脳卒中を発症した人は4人で，観察期間の総和は5人年＋4人年＋3.5人年＋4人年＋3人年で19.5人年なので，罹患率は4人÷19.5人年で0.21/年となります．このように計算していきます．

● **累積罹患率 (cumulative incidence ratio)**
　一定期間における疾病（イベント）の発生数を，観察開始時の人数で割るだけの指標です．罹患率のように分母に時間の概念がはっきり入っていません．
　例を挙げます．A，B，C，D，E，Fの6人の脳卒中の発症を5年間追跡するとします．5年の追跡期間中，A，C，Eは脳卒中の発症はなく，Bは1年目で発症，Dは4年目で発症，Fは2年目で発症したとします．しかし，累積罹患率を計算するときに時間の概念は入れませんので，単純に発症した3人という人数を最初に観察し始めた人数である6人で割るだけとなり，3人÷6人で0.5となります．
　時間の概念が入っていない分，罹患率と比べて曖昧な指標となってしまいますが，糖尿病や高血圧，脂質異常症などのいわゆる生活習慣病などは発症時点を特定することは難しく，すなわち罹患率を計算することは難しいので，累積罹患率を使用するしかありません．単位も，罹患率は分母に0.1/年や0.5/週などの定められた期間が入りますが，累積罹患率には基本的に単位はなく，観察期間のみを明記することになります．

● **有病率 (prevalence rate)**
　ある一時点における疾病（イベント）の存在数のことです．分母は「ある一時点における観察人数」となるので，有病率は割合ということになります．

有病率と罹患率は混同しやすいかもしれませんが，例を挙げて説明すれば，有病率の分子はある一時点での患者数を指し，罹患率はある一定期間での疾病の新規発症数ということになります．

● 死亡率 (mortality rate)

罹患率の疾病発症（イベント）を死亡に置き換えたもののことをいいます．死亡率は「一定期間における死亡発生数÷一定期間における観察人数（人年）」という式で表すことができます．人年を用いるのが望ましいですが，観察期間の中央人口で代用することもあります．

● 致命率 (致死率) (fatality rate)

ある疾病に罹った人がその疾病で死亡する割合のことで，予後の悪さの指標となります．致命率（致死率）は「死亡率÷罹患率」で表すことができます．急性疾患の場合は，「罹患集団における一定期間内の死亡者の割合」のことも致命率（致死率）といいます．このとき，期間を指定する必要があります．例えば，くも膜下出血を起こした患者10人が1か月以内に3人死亡すれば，致命率は30％となります．

● 粗死亡率 (crude mortality rate)

ある集団の一定期間の死亡数を，単純にその期間の人口（例：1年間の年央人口）で割ったもののことをいいます．通常は1年単位で算出されます．年齢調整をしていない死亡率という意味で「粗」という語が付いています．年齢構成の異なる集団を比較する場合や同一集団の異なった年次の推移をみる場合には，年齢構成の影響を除去した死亡率（年齢調整死亡率）が用いられます．

● 年齢調整死亡率 (age-adjusted mortality rate)

年齢調整死亡率には，直説法と間接法の2種類があります．薬剤師の疫学研究で年齢調整死亡率まで使うことは少ないかもしれませんので，さらっと読み流していただいても結構です．

直接法は人口規模が大きい場合に用いられ，観察集団が基準集団と同じ人口分布である場合の死亡率を計算します．計算式は「（観察集団の年齢階級別死亡率×基準集団の年齢階級別人口）の総和÷基準集団の人口総数」とな

ります．

　間接法は「(観察集団の実死亡数÷観察集団の期待死亡数)×基準集団の死亡率」で計算されます．観察集団の期待死亡数とは(基準集団の年齢階級別死亡率×観察集団の年齢階級別人口)の総和となります．間接法は，観察集団の年齢別死亡率は必要とせず，対象集団については年齢階級別人口と死亡数が分かれば計算可能です．観察集団の人口規模が小さい場合に用いられます．ちなみに，「(観察集団の実死亡数÷観察集団の期待死亡数)×100」は標準化死亡比(SMR：standardized mortality ratio)と呼ばれます．

4. 相対頻度 (relative frequency)

　人口総数などの分母が特定できずに，今まで説明してきたような指標を使えない場合，相対頻度を用いることがあります．相対頻度は，「疾病の罹患や死亡などの全発生数を分母に，ある特定の疾患やある年齢層の発生数を分子に置いた割合」をいいます．

　よく使われる相対頻度の一例として，全死亡者数に対する50歳以上の死亡者数の割合であるPMI (proportional mortality indicator)があります．PMIは人口統計や疾病統計が明らかでない開発途上国などでも年齢別死亡数が分かれば計算できるので，衛生状態の国際比較の指標として用いられます．PMIが高い地域は，若年者の死亡が少なく，保健環境が優れていると考えられます．なお，PMIは人口構成の影響を受けるので，人口構成が異なる集団の間で比較する場合は注意が必要です．

4　疫学用語の基礎知識―関連性の指標―

　相対危険と寄与危険は疫学研究では，とてもよく出てくる指標です．疫学研究を行うためには覚えておくべき指標です．下の表を使って相対危険と寄与危険について説明します．

		疾病	
		あり	なし
曝露	あり	a	b
	なし	c	d

1. 相対危険 (relative risk, RR)

　危険因子に曝露した群（曝露群）の疾病頻度の，曝露していない群（非曝露群）の疾病頻度に対する比をいいます．危険因子に曝露した場合，それに曝露しなかった場合に比べて何倍疾病に罹りやすくなるかを示します．疫学の要因分析でアウトカムとの関連をみるための重要な指標です．計算式で示すと，以下のようになります．

$$相対危険 (RR) = 曝露群の疾病頻度 \div 非曝露群の疾病頻度$$
$$= \{a/(a+b)\} \div \{c/(c+d)\}$$

　死亡率や罹患率も相対危険で「曝露群は非曝露群に比べて3倍死亡率が高い.」「曝露群は非曝露群に比べて5倍罹患率が高い.」というように表現することができます．

2. 寄与危険 (attributable risk, AR)

　曝露群と非曝露群の疾病頻度の差をいいます．計算式で示すと，以下のようになります．

$$寄与危険 (AR) = 曝露群の疾病頻度 - 非曝露群の疾病頻度$$
$$= \{a/(a+b)\} - \{c/(c+d)\}$$

　危険因子に曝露したことによって，疾病頻度がどれだけ増えたかを示します．例えば，過剰飲酒をする人としない人で，肝臓がんの死亡率が20（10万人年当たり）と12（10万人年当たり）だったとします．すると飲酒がなくても肝臓がんでの死亡は12（10万人年当たり）起こっていることになり，飲酒の影響は8（10万人年当たり）ということになるわけです．曝露が与える負荷の大きさを示すもので，過剰飲酒は8（10万人年当たり）の余分な死亡をもたらしているといえます．

　相対危険が曝露と疾病発生との因果関係（ある因子が別の因子を引き起こしていること）をみるために重要な指標であるのに対して，寄与危険は公衆衛生上の問題をみるために重要な指標といえます．また，健康に関する政策を決めていくことにおいても重要な指標といえます．

　相対危険と寄与危険を間違えずに覚えるための簡単な方法があります．相

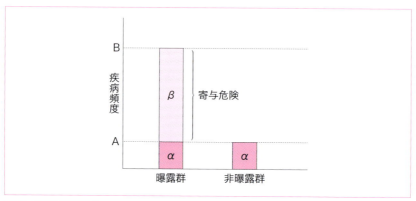

図3　寄与危険割合

対危険は「割り算」，寄与危険は「引き算」と覚えるのです．どちらも大変重要な指標なので混同しないようにしたいものです．
　応用編として寄与危険割合と集団寄与危険，集団寄与危険割合も覚えておくとよい指標です．

● **寄与危険割合 (attributable risk percent)**
　曝露群の疾病頻度のうちで，曝露による疾病頻度の増加の占める割合のことをいいます．
　計算式で表すと，以下のようになります．また，分かりやすいように図3で表します．

$$\text{寄与危険割合} = \text{寄与危険} \div \text{曝露群の疾病頻度}$$
$$= \beta/(\alpha + \beta)$$

　図3を使用して，先ほど説明した相対危険と寄与危険を計算式で表すと，以下のようになります．

$$\text{相対危険(RR)} = \text{曝露群の疾病頻度} \div \text{非曝露群の疾病頻度}$$
$$= (\alpha + \beta)/\alpha$$
$$\text{寄与危険(AR)} = \text{曝露群の疾病頻度} - \text{非曝露群の疾病頻度}$$
$$= (\alpha + \beta) - \alpha = \beta$$

寄与危険割合は，本来は曝露群と非曝露群の疾病頻度が分からないと計算できませんが，上記の寄与危険割合の式を下のように変換してみます．

$$\begin{aligned}寄与危険割合 &= \beta/(\alpha+\beta) \\ &= \{(\alpha+\beta)-\alpha\}/(\alpha+\beta) \\ &= (\alpha+\beta)/(\alpha+\beta)-\alpha/(\alpha+\beta) \\ &= 1-\alpha/(\alpha+\beta)\end{aligned}$$

相対危険（RR）は$(\alpha+\beta)/\alpha$なので，$\alpha/(\alpha+\beta)$は1/RRとなります．従って，以下のようになります．

$$\begin{aligned}寄与危険割合 &= 1-1/RR \\ &= (RR-1)/RR\end{aligned}$$

これらのことから，曝露群と非曝露群の疾病頻度が分からなくても，相対危険が分かれば，寄与危険割合を計算することができます．

● 集団寄与危険 (population attributable risk)

先ほど説明したように，寄与危険は曝露群と非曝露群の疾病頻度の差のことですが，集団と頭に着いた場合には，曝露群ではなく一般集団の疾病頻度と非曝露群の疾病頻度の差をみます．

分かりやすいように，図4に表します．

計算式で表すと，次のようになります．

$$\begin{aligned}集団寄与危険 &= 一般集団の疾病頻度 - 非曝露群の疾病頻度 \\ &= (\alpha+\gamma)-\alpha = \gamma\end{aligned}$$

また，寄与危険割合にならって，集団寄与危険割合を計算式で表すと，次のようになります．

$$集団寄与危険割合 = 集団寄与危険 \div 一般集団の疾病頻度 = \gamma/(\alpha+\gamma)$$

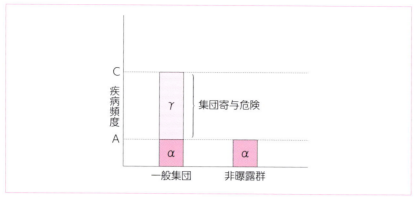

図4　集団寄与危険

● **集団寄与危険割合** (population attributable risk percent)
　一般集団の疾病頻度のうち，曝露による疾病頻度の増加の占める割合のことをいいます．曝露要因を取り除けば，一般集団の中での疾病頻度をどのくらい減少させることができるかを示すことができます．

3. オッズ比 (odds ratio)

　一般の人がオッズと聞いたとき，最初に頭に浮かぶのは競馬のオッズではないでしょうか．競馬のオッズでは，10倍といえば100円の馬券が1000円となって戻ってくることを意味しますが，オッズ比を本当に理解している人は，実はそれほど多くないのではと思います．

　オッズという英単語の意味を調べると，日本語訳で「①勝ち目，勝算，②可能性，見込み，確率，公算」と出てきます．競馬で使うオッズの意味は①となり，疫学で使うオッズの意味は②ということになると思います．多くの論文でオッズ比は使われていますし，疫学研究をするのであれば，オッズ比を使う可能性はかなり高いのではないかと思います．

　オッズとは，ある事象の起こる確率pと起こらない確率$(1-p)$の比をいいます．そして，オッズ比とはある事象の起こりやすさを2つの群で比べる指標です．例えば，A群でのある事象の起こる確率p，B群でのある事象の起こる確率をqとすると，次の式のようになります．

　　オッズ比＝$\{p/(1-p)\}/\{q/(1-q)\} = p(1-q)/(1-p)q$

オッズ比には，コホート研究（後で詳しく説明しますが，ある集団を追跡調査して将来の疾病発生をみる研究です）における累積罹患率と症例対照研究における曝露率のオッズがありますが，薬局でコホート研究を行うことはなかなか難しいと思われるので，ここでは症例対照研究のオッズ比について説明したいと思います．症例対照研究では，症例群と対照群を設定し，これらの過去の曝露を比較します．つまり，コホート研究とは時間軸が逆になります．

下の表をご覧ください．a，b，c，dはそれぞれ人数を表しています．

		症例群	対照群
曝露	あり	a	b
	なし	c	d

これを計算式で示すと，以下のようになります．

オッズ比（症例群の曝露オッズと対照群の曝露オッズの比）
　＝(a/c)/(b/d)＝ad/bc

オッズ比は，曝露の有無と症例だけに限りません．私が行ったピロリ菌1次除菌と花粉症との関連のデータを使ってオッズ比を算出してみます．
下の表が実際の生データです．花粉症の有無は患者の初回問診票，除菌の成否は協力していただいたクリニックのデータから得たものです．

	除菌失敗	除菌成功
花粉症あり	21人	40人
花粉症なし	58人	202人

これを計算式で示すと，以下のようになります．

オッズ比（除菌失敗群の花粉症ありのオッズと除菌成功群の花粉症ありのオッズの比）＝21×202/40×58＝1.83

花粉症の有無は曝露ではなく患者の体質ですが，除菌の成否に関連する要

因，つまり曝露といえます．除菌の成否も症例ではありませんが，このようにオッズ比を使って，花粉症のある人の除菌されにくさを表すことができます．この例のように，症例やイベントでなくても，何らかの要因によって何らかのアウトカムに違いが出ていると感じることがあれば，オッズ比を計算してみるとよいかもしれません．

4. スクリーニング (screening)

スクリーニングとは，疾病や何らかのイベントの有無を，簡便に行うことのできる検査などによって暫定的に判定することです．健康診断を例に挙げると，スクリーニングで，まずふるい分けをして，引っかかってしまった患者は精密検査を受けるというような流れになります．薬局薬剤師が直接スクリーニングに関わることはまずないと思われますが，研究を行ううえで知っておかなければならない非常に重要なことですので，お話ししたいと思います．

スクリーニングを説明する際によく使われる表が下の表です．どこかで見たような表だなと思われた方も多いのではないかと思います．そうです，先ほどオッズ比のところで説明に使った表と酷似していますが，オッズ比は曝露と疾病，スクリーニングは検査結果と疾病の関連をみているので，これらの表は全くの別物です．そう思って，頭を切り替えて見てください．

		疾病	
		あり	なし
検査	陽性	a	b
	陰性	c	d

●スクリーニングの用語

スクリーニングには誤診が付き物ですが，誤診には2種類あります．1つは病気があるのにないと診断してしまうこと，つまり病気を見逃してしまうことです．もう1つは病気がないのにあると診断してしまうこと，つまり過剰診断してしまうことです．

以下に，スクリーニングに関連する用語を説明したいと思います．上記の表と対応させながら読んでください．

- 感度 (sensitivity)
  疾病を有するものが検査で陽性となる割合．感度が高いほど見逃しが少ないといえます．
    計算式　$a/(a+c)$

- 特異度 (specificity)
  疾病を有さないものが検査でも陰性となる割合．特異度が高いほど過剰診断が少ないといえます．
    計算式　$d/(b+d)$

- 偽陽性率 (false positive rate)
  疾病を有さないものが検査では陽性となってしまう割合．特異度の裏返しとなります．偽陽性率が高いスクリーニングでは，実際は病気ではないのに，2次検査や精密検査に送られてしまう人が増えてしまう結果となります．
    計算式　$b/(b+d)$

- 偽陰性率 (false negative rate)
  疾病を有するものが検査では陰性となってしまう割合．感度の裏返しとなります．偽陰性率が高いスクリーニングでは，実際には病気であるのに見逃されてしまう人が増えてしまう結果となります．
    計算式　$c/(a+c)$

- 陽性反応的中度 (predictive value of positive test)
  検査が陽性だったもののうち，実際に疾病を有するものの割合．この値には感度，特異度，検査前確率が影響を与えます．
    計算式　$a/(a+b)$

- 陰性反応的中度 (predictive value of negative test)
  検査が陰性だったもののうち，実際に疾病を有さないものの割合．この値には感度，特異度，検査前確率が影響を与えます．
    計算式　$d/(c+d)$

- **陽性尤度比**（positive likelihood ratio）

  検査が陽性だったもののうち，疾病を有するものと有さないものの比をいいます．陽性尤度比が高い検査は確定診断に有用です．

  　計算式　感度/（1－特異度）

- **陰性尤度比**（negative likelihood ratio）

  検査が陰性だったもののうち，疾病を有するものと有さないものの比をいいます．陰性尤度比が低い検査は除外診断に有用です．

  　計算式　（1－感度）/特異度

- **検査前確率**

  ある人が疾病を有しているであろうと思われる確率のことです．特に，検査を受ける前に疾病を有していると予想される確率です．この確率は，慣例上，ある集団の有病率を個人に適用して用います．疾病の検査前確率は，状況によって決まります．例えば，都市部の若年，壮年層の多い町の人が受ける健康診断の受診者集団と高齢者の多い農村での健診受診者集団では，高血圧の有病率に関して（一概にはいえないかもしれませんが），後者のほうが高いであろうことは予想がつきます．

● **カットオフポイントと感度・特異度**

　ここでスクリーニングの妥当性についてお話ししたいと思います．疾病を有する群と有さない群は，検査値を測ったときに全くうまく分離するということはなく，図5のように必ず重なり合う部分があると思います．このときに検査値の陽性と陰性を分けるカットオフポイントは任意です．カットオフ値を①から②にずらすと，疾患なし群で疾患ありと判定される人は減ります．つまり，特異度は上がります．一方で，疾患あり群で疾患ありと判定される人は減り，感度は下がります．逆に，②から①に移動した場合は，特異度が下がり，感度が上がります．

　感度と特異度はトレードオフの関係で，一方が上がればもう一方は下がることとなります．そのため，同じ検査を行っている限りは，両方を一度に高めることは無理な話となってしまいます．

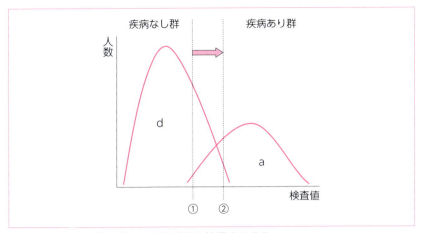

図5 カットオフ値の設定による感度と特異度の変化

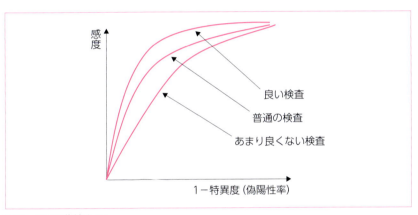

図6 ROC曲線とは

- ROC曲線（receiver operating characteristic curve）

　検査のカットオフ値を決める手法です．カットオフ値を連続的に変化させることのできる検査において，感度を縦軸，1－特異度（偽陽性率）を横軸にとってプロットした曲線です（図6）．

　上にせり出しているほど，つまり曲線下面積が広いほど，有用な検査といえます．

5 バイアスについて

1. 研究の信頼性（reliability）と妥当性（validity）

研究には信頼性と妥当性が必要です．なぜならば，せっかく行った研究が後から見直してみて，信頼性と妥当性がなければ何の意味もない研究になってしまうからです．

信頼性とは，偶然誤差の大きさを評価することです．精度が高いとは，偶然誤差が小さい，つまりピンポイントであることを意味します．精度のことを信頼性や再現性といったりもします．

妥当性とは，系統誤差（偶然によらない一定の傾向を持った誤差）の大きさを評価することです．妥当性が高いとは，系統誤差が小さい，つまり的を射ていることを意味します．

以上のことを分かりやすく示すと，図7のように的と矢を用いたイメージとなります．

一番右の図が理想的ですが，研究するにあたってはなかなか理想通りにはいかないものです．しかしながら，右から2番目の図になるような研究であれば，最初からやらないほうがよいことは容易に判断できます．研究を始める前に，自分の行おうとしている研究が本当に行う意味のあるものであるのかどうかをよく吟味する必要があります．せっかく苦労して成し遂げた研究が，実は全く意味のないものだったという結末は見たくありません．

2. バイアス（bias）

先ほど妥当性の話の中で系統誤差について触れましたが，「では，系統誤

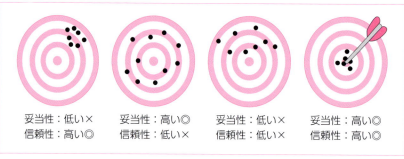

図7 信頼性と妥当性 （「医療政策学×医療経済学（津川友介）」HPより[7]）

差っていったい何？」と思われた方もいると思います．ここでは，系統誤差について簡単に説明したいと思います．

系統誤差はバイアスとも呼ばれ，研究を行ううえで考慮しなければなりませんが，どんなに考慮してもある程度は含まれてしまうものです．しかしながら，研究を実施する前に入念に事前検討しておかないと，誤った結論を導く要因になってしまいます．

バイアスは，主に選択バイアスと情報バイアスの2種類に分かれます．

● 選択バイアス (selection bias)

選択バイアスとは，研究の対象者を決める時点で生じるバイアスのことです．研究を行う場所，対象者を集める方法，研究参加後の脱落など，様々な場面で生じ得ます．

例えば，高齢者を対象に健康に関する調査を行うとします．対象者を集める際，インターネットでの公募などの方法を用いると，環境的にインターネットが使用可能かつ健康への関心が高い高齢者のみを対象とすることになってしまいます．これらの高齢者は，一般的な高齢者の代表選手というわけではないでしょう．このように，対象者を決める時点で，つまり研究の最初の段階で生じうる偏りを選択バイアスといいます．

選択バイアスの制御方法として，選択バイアスはデータを収集した後では対処できないので，対象者の抽出については計画段階で熟慮すること，そして目的集団から対象者を無作為抽出すること，対象者の高い研究参加率を目指すことなどが挙げられます．

● 情報バイアス (information bias)

情報バイアスとは，情報を管理・収集する際に生じるバイアスのことです．データを取る側や取られる側の心理は，結果に影響を与えてしまいます．また，文字通りデータを取る人や取り方が均一でない場合やデータの測り間違いによっても，当然バイアスが生じます．

代表的な情報バイアスといえば，想起バイアス（思い出しバイアス）です．聴取を基にした調査（過去の病歴，通院歴など）を行った場合は，どうしても思い違いや，分からなくても適当に回答しまったりすることなどに起因するバイアスが生じます．これは聞き取り調査やアンケート調査で過去のことを尋ねる場合には，どうしても付随するものとなります．

さらに，測定手段や不十分な盲検化[注5]に伴う測定の不正確性から生じる測定バイアスもあります．例えば，薬剤の臨床試験において実薬とプラセボ[注6]の割り付けを測定者が知っている場合，どうしても先入観がぬぐえず，アウトカムに影響が及ぶ可能性が考えられます．また，測定される側が割り付けを知っている場合も心理的な影響は大きいと思われます．測定者の個人的な技量のばらつきや判断基準，個人差も影響します．測定回数が複数回に及んだ場合も，回数が多くなればなるほど，測定者や被測定者が疲労してしまい，測定のぶれが大きくなります．

　情報バイアスの制御方法としては，曝露やアウトカム（結果）についてあらかじめ基準を決めておくこと，また，主観的な情報だけでなく，客観的な情報を収集することが重要です．選択バイアスと同様に，データを収集した後では対処しにくいので，計画段階で熟慮することが必要です．

3. 交絡

●交絡因子 (confounding factor)

　曝露とアウトカムの両方に関連する因子のことです．前項でバイアスについてお話ししましたが，交絡によるバイアスを引き起こす因子のことを交絡因子といいます．

　交絡因子は，2つの集団のアウトカムを比較する際に，1) アウトカムに影響を与える因子である，2) 曝露と関連があるが，その曝露の結果であってはならない，3) 曝露とアウトカムの中間因子でない，という3つの条件を満たします．

　例として，飲酒者と肺がんの関連を考えてみます（図8）．分析をした結果，お酒を飲む人のほうが飲まない人よりも肺がん患者が有意に多かったとします．しかし，それは本当に真実でしょうか？　現実的に考えると，お酒を飲む人の中にはたばこを吸う人も多いはずです．もしかすると，それは飲酒者と肺がん患者の関係をみているのではなく，喫煙者と肺がんの関係をみているだけなのかもしれません．

[注5]：観察者と被験者の片方ないし両方が割り付けられたグループを知らないようにすること．観察者と被験者の両方が知らない状態で行う研究を二重盲検法という．
[注6]：有効成分を含まない薬．

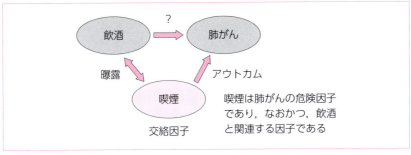

図8　交絡因子とは

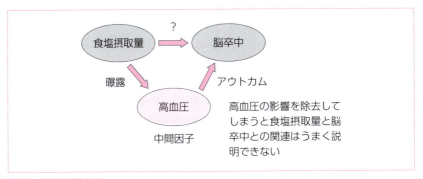

図9　中間因子とは

●中間因子 (intermediate factor)

　一方，中間因子は曝露とアウトカム中間に位置づけられる因子のことです．中間因子は，この因子を経ないとアウトカムに到達しない要因をいいます．図9は，食塩の摂取量と脳卒中との関連をみたものです．この関連を考えるうえで，高血圧の影響を考えずにアウトカムを説明することはできません．この場合，高血圧は交絡因子ではなく，中間因子となるのです．

　統計解析をするにあたって，交絡因子は考慮に入れなければなりませんが，中間因子は統計モデルに入れる必要はありません．また，交絡因子は考えれば考えるほど浮かび上がってくることがほとんどですが，ある程度の取捨選択は必要だと思います．先行文献などを読んで自分の研究とよく似た研究をいくつか抽出したら，どのような交絡因子が使われているのかを見極めることが必要です．もし，どの文献でも使われているような必須の交絡因子があれば，自分の研究にも取り入れるべきでしょう．

● 交絡因子の制御方法

　交絡因子の制御方法は，調査を始める前と後の2つに分けて考えることができます．調査前に行う制御には，限定（restriction），無作為化（randomization），マッチング（matching）という方法があります．

　まず，**限定**についてですが，これは研究対象者をできるだけ限られた範囲の対象者に絞るということです．例えば，年齢に関しても，すべての世代で調査せず，50歳代，職業に関しても，工場に勤めている人などに限定して調査を行います．ただ，あまり限定してしまうと，十分な対象者を集めることができないなどのデメリットもあります．

　無作為化は，介入研究の場合に用いられる方法ですが，介入，非介入を無作為に割り付けることをいいます．イメージしやすい例を挙げれば，さいころを振って偶数が出たらAグループ，奇数が出たらBグループというように割り振ります．また，単に研究対象者を母集団から選択する際にも，無作為に標本を抽出することが求められます．

　マッチングは，主に症例対照研究で用いられる手法です．調べたい要因以外の因子をできるだけ揃えることが理想ですが，性や年齢のマッチなどが現実的かもしれません．マッチングに関しては，次項のプロペンシティスコアマッチングのところで改めて説明します．

　そして，調査後に解析を行う際の制御方法として，層化，多変量解析，標準化という方法があります．

　層化は，交絡因子と考えられるものについて（年齢，性別など），群分け（層化）をし，それらの層別に解析を行うことです．第1章で言及した，私の行った研究「ピロリ菌1次除菌の成否と花粉症の関連」も性と年齢で層化を行いました．その結果，「花粉症の人は除菌されにくい」という結果において性差（男女差）はありませんでしたが，年齢層別（50歳以下，51-60歳，61-70歳，71歳以上）に分けて解析した結果，若い人ほど除菌されにくい傾向がありました．特に低年齢でその傾向は顕著になり，50歳以下の花粉症患者の失敗率は57.1%と，花粉症ではない人の21.4%に比べて3倍に上がりました．花粉症の影響による胃酸分泌量の増加や免疫系のバランスの崩れ，マクロライド系抗生物質への耐性などが要因として考えられましたが，これらの要因は，若い人ほど胃酸の分泌量が多い，また若い人ほどマクロライド系抗生物質に晒された可能性が高いなど，年齢の影響を受けるであろうことが推察されることと整合性が取れています．このように層化をすること

によって，全体を解析したときにはみえていなかった関連がはっきりします．

次に，**多変量解析**という方法もあります．これは調べたい要因以外の因子も，共変量[注7]として一緒に統計モデルに加えて解析します．先ほど言及した「ピロリ菌1次除菌の成否と花粉症の関連」の論文での解析でも，花粉症のみを要因として用いたモデル1と，患者の生活習慣として，花粉症以外の飲酒や喫煙も因子としてモデルに加えたモデル2の2つの解析を行いました．その解析結果は，どちらのモデルでもほぼ同じ結果となり，飲酒，喫煙といった交絡因子と考えられる他の要因を加えても，花粉症と除菌のされにくさという関連は変わりがないことが明らかとなりました．多変量解析については，後述する統計のところでもう一度触れます．

標準化は，結果に影響すると考えられる要因により重み付けをして分析することです．例えば，疫学用語のところで説明した年齢調整死亡率は，基準となる人口の年齢構成を考慮して補正した死亡率のことですが，これにより年齢構成の著しく異なる群間の比較を可能にすることができます．

4．プロペンシティスコアマッチング

研究で，ある目的変数を定めたときに，通常，自分が注目している説明変数以外にも，他の説明変数（共変量），また交絡因子として知られるいくつかの変数は必ず存在します．

傾向スコア（propensity score）とは，その様々な因子を計算し，複数の交絡因子・アウトカムの予測因子（説明変数）をまとめて1つのスコアにしたものです．参加者を2つの群に分けるときに，比較対象にしたい説明変数以外のそれぞれの傾向スコアをマッチさせることで，説明変数（共変量）や交絡因子に関連するバイアスの可能性を低減することができます．

5．交互作用（interaction）

ここでは交絡と混同されがちな交互作用について説明します（実際，私も初めは同じことのように混同していました）．交互作用は，2つ以上の要因が考えられるとき，その要因が組み合わさることで現れる効果のことです．

数年前，私は「男性の婚姻状況・年齢と高尿酸血症の関連」という研究に

注7：研究対象としている結果への影響が予測される変数．つまりは説明変数のことであるが，因果関係の分析において，評価対象の要因以外に観測され，その因果関係に影響を及ぼす要因をいう．

ついて学会発表を行いました．学会発表なので，内容についてはまだまだ議論の余地はあると思いますが，その中で交互作用についても分析しています．少し話が長くなりますが，この研究の概要について説明したいと思います．

　この研究の目的は，男性の婚姻状況と高尿酸血症の関連を明らかにすることでした．方法として，2010年国民健康・栄養調査においてNIPPON DATA 2010[注8]への参加に同意した男性1236名のうち，年齢，婚姻状況，尿酸値に関して欠損値のない1162名を対象としました．年齢は65歳未満（非高齢者），65歳以上（高齢者）に，婚姻状況は独身（未婚，死別，離別を含む），既婚に分類しました．分析は，目的変数を高尿酸血症（尿酸値7.0 mg/dL超），説明変数を婚姻状況とし，ロジスティック回帰分析を行いました．統計については用語も含めて後で詳しく説明しますので，ここでは交互作用の内容だけ分かっていただければ結構です．

　結果について述べます．独身者は220名，既婚者は942名でした．高尿酸血症の割合は参加者全体で15.4％，非高齢者で16.6％，高齢者で14.0％でした．全体での婚姻状況と高尿酸血症の関連において，独身（既婚を基準）のオッズ比は1.005で関連はありませんでした（95％信頼区間0.67-1.51，$p=0.98$）．年齢で層化した高尿酸血症についての分析では，非高齢者での独身のオッズ比は0.68（95％信頼区間0.39-1.15，$p=0.146$），高齢者での独身は1.86（95％信頼区間0.99-3.51，$p=0.055$）でした．有意ではないものの，同じ独身者でも高齢者と非高齢者では高尿酸血症との関連が逆転していたのです．つまり，独身の高齢者は尿酸値が高い傾向にあることが分かりました．共変量に婚姻状況，年齢，婚姻状況と年齢の交互作用項（婚姻状況と年齢の掛け算の項）を投入し，全体としてのロジスティック回帰分析を行った結果，交互作用項が$p=0.016$で有意となりました．さらに，飲酒も高尿酸血症の危険因子となり得るので，多量飲酒（エタノール量に換算して40g以上）と婚姻状況の関連をみたところ，高齢独身者はオッズ比で2.53（1.30-4.94，$p=0.006$）と，有意に多量飲酒者が多いことが分かりました．

　以上のことを分かりやすくまとめます．婚姻状況と高尿酸血症の関連は参

注8：厚生労働省は国民健康・栄養調査（毎年），循環器疾患基礎調査（10年ごと）を実施している．ニッポンデータ（NIPPON DATA）研究は，これら厚生労働省が実施した調査の長期追跡研究のこと．全国の大学の研究者を中心とした厚生労働省研究班が実施しており，1980年の対象者約1万人（29年間追跡），1990年対象者約8千人（25年間追跡），2010年の対象者約3千人（追跡6年目）からなっている．

加者全体としてはみられませんでした．しかし，高齢期になると，社会的環境やライフスタイルの変化が起こりやすいことが考えられます．年齢を考慮して行った解析の結果，高齢者と非高齢者で婚姻状況と高尿酸血症の関連性が逆になることが明らかとなりました．さらに，機序に関連して行った飲酒との関連の分析では，独身高齢者は既婚高齢者に比較して飲酒量が多く，そのことも高尿酸に影響した可能性が示唆されました．

　この中で注目すべき点は，婚姻状況と年齢の交互作用です．高齢者では独身という状況で高尿酸血症のリスクが高く，一方，非高齢者では逆の関連になっており，年齢と婚姻状況による交互作用が考えられました．このように，2つの要因が相互に作用し合って結果が逆転するようなことが起こったとき，また，逆転ではなくても関連性が強くなったり弱くなったりする場合も，交互作用といいます．

6　研究のデザインについて

　ここでは，疫学の研究デザインについてお話ししたいと思います．

　研究デザインにはそれぞれ長所と短所があり，研究目的と対象集団を考慮して選択します．現実的には，薬局薬剤師が行うことのできる研究として，介入研究はなかなか難しく，観察研究に分類される記述疫学と横断研究を選択することがどうしても多くなってしまうと思われます．

　以下に，研究デザインの種類とその内容を簡単に説明します．

1．観察研究

●記述疫学 (descriptive epidemiology)

　人間集団における疾病の疫学特性（発症頻度，分布，関連情報）を，人，場所，時間別に詳しく正確に観察し，記述する研究です．曝露については，特に触れずに疾病頻度を明らかにするものです．つまり，因果関係を解明するには弱いですが，すべての疫学研究の基礎となるものです．疾病頻度の確認は，研究を進めていくうえで基本となる項目です．一般的にいわれている「統計」の多くは記述疫学です．

●横断研究 (cross-sectional study)

　ある集団のある一時点での疾病（健康障害）等の有無と要因の保有状況を

同時に調査し，関連を明らかにする方法です．ある一時点なので，例えば「今年行った人間ドックの検査値」や「アンケート調査で得たデータ」などを利用して行う研究が当てはまります．なお，横断研究は曝露とアウトカムの関連（相関関係）は分かりますが，因果関係ははっきりしないことが多いです．

●生態学的研究 (ecological study)

　分析対象を個人でなく，地域または集団単位（国，県，市町村など）とし，異なる地域や国の間での要因と疾病の関連を検討する方法です．つまり，集団間の曝露と疾病頻度の関連をみることによって疾病の危険因子を模索するための研究，集団同士を比較する研究のことです．既存の資料やデータを利用するため，費用が安くてすむ，倫理的な問題が生じにくいなどの利点が挙げられます．欠点は，曝露や疾病の発生を個人単位ではなく，集団としてしか把握していないため，その関連について言及する根拠が薄く，因果関係を解明する力は弱いことです．

●コホート研究（追跡研究）(cohort study)

　調査時点で，仮説として考えられる要因（疾病や異常の発生に影響を与えると仮定される要因など）を持つ集団（曝露群）と持たない集団（非曝露群）を追跡し，両群の疾病の発生状況の差を比較する方法をいいます．

　コホートという言葉の語源は，ラテン語の「コホルス (cohors)」で，もともと古代ローマの歩兵隊の一単位を表す，300～600からなる兵隊の群の意味です．疫学では「共通の因子を持った個人個人の全体」「一定期間にわたって追跡される人々」という意味で用いられます．

　コホート研究は，観察時点の違いにより「前向き (prospective) コホート研究」と「後ろ向き (retrospective) コホート研究」の2つに分類されます．

　前者は，研究開始時点から将来にわたって研究を進めます．現在，原因因子に曝露されているか否かで，それぞれの集団での将来の疾病発生を追跡します．因果関係を解明する力は強いのですが，追跡できなくなる対象者が出てくる，調査期間が長くなる，かかる経費や労力が大きいなどの欠点があります．

　後者は，研究開始時点から，過去の曝露を調査し，現在までに生じた疾病や異常などの発生状況を比較検討します．曝露が過去であるため，過去における曝露群および非曝露群のデータが揃っていることが必要となります．

- 症例対照研究（ケースコントロールスタディ）(case control study)

　疾病の原因を過去にさかのぼって探そうとする研究です．目的とする疾病（健康障害）の患者集団とその疾病に罹患したことのない人の集団を選び，仮説が設定された要因に曝露されたものの割合を両群比較します．質問などによって過去の曝露状況を調査する場合は，対象者の過去の記憶の正確さに左右されることがあります．対照群は，症例群と背景因子をマッチングさせて選定することが望ましいです．不適切な対象の選定により，しばしば誤った結果が導かれることがあります．症例対照研究は比較的経費がかからないので，疫学研究の主力の1つとなっています．

2. 介入研究 (intervention study)

　疾病との因果関係の推理がなされた要因（危険因子/予防因子）について，これを慎重に除去/適用するなどの介入をして集団を一定期間観察し，疾病の増減を実験的に確かめる研究方法のことです．研究者が対象者に曝露要因の割り付けをします．因果関係の解明力は強いですが，もちろん有害になりそうな曝露を用いることはできません．必須となる倫理審査などを含め，薬局薬剤師にはハードルの高い研究です．しかし，薬剤師に縁の深い新薬などによる治療効果を評価する臨床試験も介入研究の範疇に入ります．また，無作為に介入群とコントロール群を設定する方法を**実験デザイン**といい，無作為ではない場合を**準実験デザイン**といいます．

3. 自然実験 (natural experiment)

　地震，洪水や大規模停電などの災害や，たばこや酒，消費税などの増税や制度変化，商業施設の近隣への出店など，自らわざわざ介入するのではなく，自分たちの力が及ぶところでない何らかの外的要因を利用する分析方法です．対象者の意思，また個々の特性などに関係なく，皆に同じように起こる曝露であるので，バイアスが入りにくく，因果関係をより正確に測ることができます．その外的要因にあたるもののことを操作変数といいます．

　操作変数 (instrumental variable) は説明変数に影響を与えますが，目的変数には直接には影響を与えないため，目的変数に対する説明変数の因果関係を明らかにすることを可能にします．図10にそれぞれの関係を示します．

　X→Yの関連がいえるのであれば，Zが変動した場合，Xを通した間接的な効果によってYも変動します．UとZは関連がないので，Zの変動によって

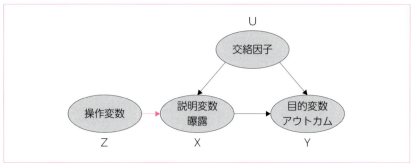

図10　操作変数とは

Uは変動しません．従って，X→Yの関連のみを推定することができます．

4. 時間軸からみた研究の分類

　研究デザインを時間軸から説明します．時間というものを考えたとき，ある一時点でスパッと切り取られた時間と，過去，現在，未来と経過する中で幅を持った時間があります．大根でいえば，切り取られた断面（一時点）と輪切りにした厚み（経過時間）というイメージでしょうか．

　以下に，時間軸からみた研究の分類について説明します．

● 横断研究 (cross-sectional study)

　データ収集をある一時点で行います．時間経過を伴わない研究です．

● 縦断研究 (longitudinal study)

　データ収集を時系列に従って何回か行います．主に症例対照研究とコホート研究が当てはまります．時間経過を伴います．

● 前向き研究 (prospective study)

　研究開始以降のデータを用いて行う縦断研究のことをいいます．一般的なコホート研究は前向き研究です．

● 後ろ向き研究 (retrospective study)

　過去のデータを用いて行う縦断研究のことをいいます．症例対照研究は後ろ向き研究です．

第3章

疫学で使う統計
―薬局薬剤師に必要な統計知識―

1 統計とは

　前章では，疫学研究に必要と思われる指標，用語などについて説明しました．この章では，薬局薬剤師が研究を行うときに必要と思われる基本的な統計について説明します．

　大辞林では，統計のことを「集団の個々の構成要素の分布を調べ，その集団の属性を数量的に把握すること．また，その結果を数値や図表で表現したもの」と説明しています．この集団のことを，統計学では**母集団**(population)と呼び，個々の構成要素は**標本**(sample)ということになると思います．

　「4月1日～4月7日までの1週間の日ごとの睡眠時間を教えてください．」という調査で，母集団が例えばある中学校の1年生であれば，クラスの何人かの代表を標本としなくても，母集団全員の「1週間の睡眠時間」を把握することは可能だと思います．しかし，日本に住む中学校1年生全員の「1週間の睡眠時間」を把握することは不可能です．その場合，日本に住む中学校1年生全員という母集団から代表として，分析し得るある程度の人数の中学校1年生を**抽出**(sampling)して，調査を行うことが現実的です．この抽出された人たちを標本と呼び，この標本を使って調査した値などがデータとなります．

2 母集団から標本を抽出する際の留意点

　サンプリングの方法として重要なのは，母集団の代表性を維持するような形で抽出が行われるべきであることです．代表性が保たれていれば，標本を調べることによって，母集団の持つ特性をある程度みることが可能となります．このときに統計が大いに力を発揮します．標本の平均や最大値，最小値，散らばり具合を調べることや，標本からモデルを作り分析することによって，母集団の特性を推測します．

では，母集団の代表性を維持したまま標本抽出を行うためにはどうしたらよいのでしょうか．本来は，母集団の中から無作為に抽出することが理想であると思われます．しかし，その方法は現実には厳しいものです．

私は，「花粉症を持つ患者さんとピロリ菌1次除菌の失敗」の関連を検証するため，約1年間，ピロリ菌1次除菌の処方箋を自分の勤める薬局に持ってきた患者さんを対象とする調査を行いました．

この場合の母集団は，「全国の薬局あるいは病院内の調剤部で同じようにピロリ菌1次除菌の処方箋を発行された患者さん」，あるいはもっと広く考えると「全世界でピロリ菌1次除菌の処方箋を発行された患者さん」となるかもしれません．その母集団から無作為に患者さんを抽出し，1年間にわたり調べるのは不可能です．私の得た「1年間で，ある薬局にピロリ菌1次除菌の処方箋を持ち込んだ患者さん」が母集団からの標本となりますが，ここで問題なのは，その薬局に来局した患者さんが全国のピロリ菌1次除菌を行う患者さんの代表となっているかということです．いずれにせよ，現実問題として全国調査は難しいわけです．

私は「花粉症を持つ患者さんとピロリ菌1次除菌の失敗の関連」を明らかにしたかったわけですが，この仮説の検証は，本来は1つの薬局の患者さんだけの調査では不十分であるとは思います．仮説の普遍化は，地域限定や対象者限定では難しいですが，このように研究者がアクセスし得る環境での調査が現実的です．そのことを常に頭に留め置き，後述しますが，論文にする際には研究の限界として記載することが必要です．もし可能であれば，一箇所ではなく，他にも何箇所かで調査を行うことが，より強い仮説検証には必要となってくると思われます．

3 基本は記述統計

記述統計とは，収集した標本のデータの分布の特性をそのままみることです．度数分布をみることによって，データがどの程度の散らばりをもってばらついているのか，データの中心はどこなのか，データは中心に集まっているのか，左右対称の形なのか，ゆがんだ形なのかが分かります．この情報によって，今後使用する分析方法を選ぶことになります．

記述統計で使う数量（変数）の基本的な統計量には，代表値を示す統計量（平均値，中央値など）とばらつきを示す統計量（分散，標準偏差など）があり

ます．データの分布と主な統計量について，以降で簡単に説明します．

4 データの分布について

データの分布をみることは，研究を行ううえでの基本です．自分でデータを取った場合，既存のデータを使用する場合でも，必ず分布は確認してください．

1. 正規分布

データの散らばりを表し，左右対称の釣鐘型をした分布のことをいいます．具体的には，図11の左側のような形のことで，右側のような形は正規分布とは呼べません．

正規分布は，後で説明する平均値と標準偏差の2つで規定されます．平均値の付近に集積するようなデータの分布を表した連続的な変数に関する確率分布です．正規分布は統計学や自然科学，社会科学の様々な場面で散らばりを記述するモデルとして用いられています．

2. 二項分布

相互に排他的な2つの結果に関連した確率分布のことをいいます．

二項分布を説明するためには，ベルヌーイ試行の説明も必要です．ベルヌーイ試行を示す例として，コイン投げを挙げます．コイン投げは何度行っ

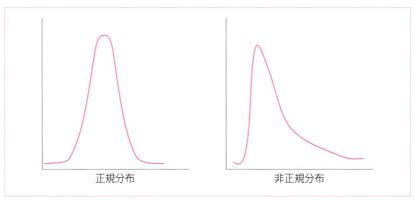

図11 正規分布と非正規分布

ても，結果は基本的に「表」か「裏」かの2通りだけです．このように，試行結果が「○」か「×」か，「成功」か「失敗」か，「はい」か「いいえ」かといった2種類しかない試行のことを，統計学では**ベルヌーイ試行**と呼びます．さいころを例に挙げると，出た目の数が「1」か「それ以外」かはベルヌーイ試行ですが，「どの目が出るか」はベルヌーイ試行ではありません．

　二項分布は，ベルヌーイ試行をn回行って，そのうち成功する回数（例えばコインで表が出たら成功とする）の分布のことを指します．コインの表の出る確率がもともと2分の1に設定されていたとしたら，20回コイン投げをした場合（つまりn=20），その二項分布のグラフでは成功回数は10あたりになる確率が最も高くなります．

3. ポアソン分布

　ポアソン分布は，主に「ランダムに起きる事故・病気の発症」などにおいて「特定の期間中または特定の空間内で何回起こるか」などを把握するために使われます．どの時点でも同様な起こりやすさでランダムに起こる現象があると仮定した場合に「単位時間（単位空間）あたりに平均x回起こるとされている現象が，単位時間（単位空間）にy回起きる確率」を表すために使われる確率分布のことです．罹患率や死亡率がまれな発生である場合，その変数はポアソン分布に従います．単位時間内，単位空間内において滅多に起こらない事象に対してよく当てはまる確率分布ということです．

5 主な統計量について

　ここでは主な統計量について説明します．すでに知っている言葉もあると思いますが，どれも重要ですので，確認してください．

1. 代表値
● 平均値 (mean)

　すべての個別データを足し算して，その合計をデータの個数で割り算した値のことです．

　　計算式：平均値＝すべてのデータの合計/データの個数

● 中央値 (median)
各データを大きさの順に並べたときに、ちょうど中央の順位に来る値のことです。

● 四分位値 (quartile)
すべての個別データを小さい順に並び替えて、データの数を4等分したときの区切り値のことです。小さい方から第1四分位値（25パーセンタイル），第2四分位値（50パーセンタイル），第3四分位値（75パーセンタイル）と呼び，第2四分位値は中央値のことです。

● 最大値 (maximum)
すべてのデータの中で最も大きな値のことです。

● 最小値 (minimum)
すべてのデータの中で最も小さな値のことです。

● 最頻値 (mode)
最も頻度が高い値をいいます。

2. ばらつきの指標
● 範囲 (range)
最大値と最小値の間をいいます。

● 分散（不偏分散）(variance)[注9]
個々のデータと平均値の差を求め，値をそれぞれ2乗し，それらを合計したものをデータの個数－1で割ることによって求められます。

　　計算式＝(各データ値－平均値)^{2}の合計/データの個数－1

● 標準偏差 (standard deviation)
個々のデータの値と平均の差の2乗の合計を，データの総数 $n-1$ で割っ

注9：分散には標本分数（データの個数で割る）と不偏分散があるが，統計の分野では不偏分散が用いられることが多い．

た値の正の平方根という公式，つまり分散の平方根で求められます．

　　計算式＝√分散

● **標準誤差 (standard error)**

　推定量の標準偏差のことをいい，標本から得られる推定量そのもののばらつきの大きさ・推定精度を表す指標として利用される数値です．母集団の標準偏差を標本のデータ数の平方根で割ることで求められますが，母集団の標準偏差は分からないので，標本のデータの標準偏差で代用します．

6　統計学的推定

　データを集める目的の1つは，母集団の性質を推定することです．推定には点推定と区間推定の2種類があり，**点推定**は標本の値をそのまま母集団の推定値とする（例えば標本平均を母平均の推定値とする）ことをいい，**区間推定**は母集団の持つ値を，幅を持たせて推定することをいいます．その区間は点推定の値が指定した信頼の程度（通常95％の信頼）の幅を示し，**信頼区間**といいます．つまり，95％信頼区間は母集団の真の値を95％の確率で含むことになります．95％信頼区間を推定するためには，推定値と先ほど説明した標準誤差を用いて「推定値±1.96×標準誤差」の式により計算します．

7　統計学的検定

　検定は，私たちが集めたデータで観察された差や関連が偶然に起こったのか，それとも偶然とは考えにくいのかを判断するために行います．

　私が勤めていた薬局において，患者さんの初回アンケートを確認する際に，ピロリ菌1次除菌に失敗した患者さんには花粉症の人が多いことに気が付きました．そこで，実際に約1年間にピロリ菌1次除菌の処方箋を持って薬局に来た患者さんのデータを集めて，確かめてみようと思いました．

　これを思い立ったときの私の仮説は「花粉症を持っている人は偶然ではない差を持ってピロリ菌1次除菌に失敗しやすい」ということでした．この差を確かめるためには，逆に「花粉症の人も花粉症でない人もピロリ菌1次除菌の失敗には差がない」という仮説を設定します．このような仮説のことを**帰無仮説**といいます．この帰無仮説を棄却できれば「花粉症の人と花粉症で

ない人では差がある」と判断できると考えます．

　帰無仮説を棄却した場合に採用される「花粉症の人と花粉症でない人では差がある」という仮説を**対立仮説**といいます．帰無仮説の採否をみるために，花粉症の有無で除菌の成否の差がないと観測される（つまり帰無仮説が正しい）確率を計算します．この確率のことを**p値**といいます．p値が十分に小さい値だった場合（よく5％未満が使われます），まれにしか起きないことが起きたということになり，帰無仮説が棄却され，対立仮説が採用されます．つまり，「花粉症の人と花粉症でない人ではピロリ菌1次除菌の失敗に差がある」と判断できます．

　観察された差が偶然に起こったとは思われないことを「**有意差がある**」といいます．そして，このような判断方法を**検定**といいます．先ほどp値を説明しましたが，p値が十分に小さいとみなす基準のことを**有意水準**といいます．有意水準は5％が用いられることが多く，p値が5％未満のときに「有意水準5％で有意差がある」といいます．

8 片側検定と両側検定

　検定の際に考えなければならないのが，両側検定を使うか片側検定を使うかということです．通常は両側検定を行うことが一般的なようです．片側検定を行うのは，アウトカムの方向性が片方のみに興味がある場合，例えば「新薬が従来使っている薬より効果がある」ことなどをみたい場合などです．新薬の効果も従来薬の効果もみたい場合には，興味は両方向なので両側検定を用います．先ほど有意水準のお話しをしましたが，p値が5％未満であるとき，片側検定の場合はそのまま5％ですが，両側検定におけるp値5％は，片側では2.5％になります（図12）．

　このように，片側検定のほうが両側検定よりも有意差が出やすくなります．有意差をいう場合には，両側検定は，片側検定より厳しい設定をしているので，私個人の意見としてはより説得力があると思われます．論文などを読んでも，ほとんどの場合で両側検定が使われている印象です．

9 過誤について

　検定は，以下に示す2種類の誤りを起こす可能性があります．

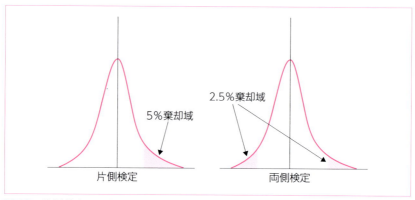

図12 片側検定と両側検定

表1 α過誤とβ過誤

		判断	
		差がある	差がない
真実	差がある	正しい判断	β過誤
	差がない	α過誤	正しい判断

　　第1種の過誤　正しい帰無仮説を棄却する誤り
　　第2種の過誤　間違った帰無仮説を採用する誤り
　第1種の過誤ことをα過誤，第2種の過誤のことをβ過誤といい，**表1**のような形でよく表されます．α過誤は冤罪に例えられ，β過誤は真犯人の取り逃がしに例えられます．他にも，「あわてんぼうのα，うっかりもののβ」などともいわれています．また，αは有意水準を示し，$(1-β)$は検出力を示します．つまり，検出力とは帰無仮説が間違っているときに，きちんと誤らずに帰無仮説を棄却する確率のことをいいます．

10 サンプルサイズについて

　サンプルサイズの大きさをどのくらいにするかということは，研究をする者にとって悩ましい問題だと思います．信頼度$(1-α)$を95％（有意水準；5％）に，許容誤差を±5％に設定すると，母集団の数がかなり多くても300〜400のサンプル数を集めればよいようです．

表2 サンプルサイズ早見表

母集団の数	サンプル数
10	10
50	45
100	80
500	218
1 000	278
5 000	357
10 000	370
100 000	383
∞	384

許容誤差[注10] 5%，信頼度[注11] 95%

　表2に示した早見表を参考にしてください．なお，信頼度を高めれば高めるほど，許容誤差を低くすればするほど，より多くのサンプル数が必要となります．また，サンプル数が多ければ多いほど，有意差が出やすくなることにも注意が必要です．

11　検定方法について

　ここからは，検定方法について簡単に説明します．薬局薬剤師が研究で必要になりそうな検定については，特に詳しく説明します．

1．平均の検定
●t検定（対応のないデータの場合）

　2つの群の平均値の間に差があるかどうかを判断する検定です．「対応のない場合」とは，全く別の集団間で平均値を比較する場合を意味します．帰無仮説は「2つの群の平均値は同じである」ということになります．

●t検定（対応のあるデータの場合）

　「対応のある場合」とは，同一の対象者に対して複数回の測定を行って得

注10：得られた結果が母集団の実態からどのくらいずれている可能性があるかを表す指標．
注11：抽出したサンプルがどのくらいの確率で許容誤差内の結果となるかを表す指標．

た値の差を検定する場合のことであり，対応のあるt検定を行います．帰無仮説は「初回の測定値と2回目以降の測定値の平均値は同じである」ということになります．

● **一元配置分散分析**

3群以上の平均値の差をみるときに用います．帰無仮説は「すべての群の平均値が同じである」ということになります．一元配置分散分析で有意となったときは，どれか1つ以上の群の平均値が他の群と異なることを意味しますが，どの群が異なるのかは分かりません．

どの群とどの群に有意差があるかを調べるためには，多重比較検定法を用います．多重比較検定法は事後検定(post-hoc test)とも呼ばれ，いくつかの種類があります．研究初心者はおそらくすぐに使用することはないと思われますので，最近よく用いられているDunnet法[注12]，Tukey-Kramer法[注13]，およびBonferroni[注14]法という多重比較法の名前だけお伝えしておきます．

2. 割合の検定
● **カイ二乗検定（対応のないデータの場合）**

2つの群において，ある特徴を持つ対象者の割合に差があるかを検定する方法のことです．帰無仮説は「2群の中のその特徴を持つ対象者の割合は同じである」ということになります．

カイ二乗検定を行うにあたっては，2×2のクロス集計表を用いることが多いです．カイ二乗検定は，薬局薬剤師の研究で使用することが多い検定だと思われますので，少し詳しくお話ししたいと思います．

例として，私が以前に学会発表をした研究で，2011年と2013年で登録販売者の資格取得後の継続学習の有無を調査した研究をご紹介したいと思います．表3に示したのがクロス集計表です．

表を眺めると，2013年のほうが継続学習している登録販売者が多そうで

注12：多重比較検定の1つで，対照(コントロール)と実験群(処理群)の各群とのすべての組み合わせについての比較検定のこと．
注13：多重比較検定の1つで，すべての群の組み合わせについて母平均の差の検定を行うこと．
注14：多重比較検定の1つで，すべての対比較を行う検定のこと．対比較の数に応じて有意水準を調整するため，対比較の数が多くなると検出力が低くなる．

第3章 疫学で使う統計―薬局薬剤師に必要な統計知識―

表3 登録販売者の継続学習に関するクロス集計表

	学習している	学習していない	合計
2011年	89人	53人	142人
2013年	222人	33人	255人
合計	311人	86人	397人

すが,実際に有意な差があるのかをみるために,カイ二乗検定を行ってみたいと思います.

　カイ二乗検定を行うためには,まず期待度数というものを求めなければなりません.**期待度数**とは,「もし2011年と2013年という年度数と登録販売者が継続学習を学習したか,しなかったかということの関係において,その関係が両年度で変わらなければ,つまり年度に関係がなかったらこうなるであろうという数値」のことです.逆にいえば,期待度数と表中の人数が大きく異なれば「年度数と学習の有無」は関係があるということがいえます.

　この研究結果の期待度数を求めてみましょう.まず,2011年の登録販売者に着目します.「2011年」の登録販売者の人数は,表を横に見て142人ということが分かります.また,今度は年度数に関わらない学習している人の人数に着目します.表の「学習している」のところを縦に見て311人いることが分かります.2011年と2013年の登録販売者の合計は表の下の397人ですので,もしも「年度数と学習の有無」に関連がなかったとしたら311÷397で,約78%の人が「学習している」ことになります.従って,年度数は関係なく「学習している」登録販売者は78%だとすると,2011年の登録販売者数の142人に0.78を掛けて約111人となることが期待されます.そして「学習していない人」は142人－111人で31人となります.同様に,2013年の登録販売者の「学習している人」の期待度数は255人×0.78で約200人となり(実際には約199人なのですが,計算のバランス上200人とします),「学習していない人」の期待度数は255人－200人で55人です.

　これを先ほどの2×2の表にまとめると表4のようになります.

　調査したデータと期待度数の違いついて,カイ二乗値を割り出すには,以下の式を使って計算します.

$$(調査データ-期待度数)^2/期待度数$$

表4 登録販売者の継続学習に関する期待度数

	学習している	学習していない	合計
2011年	111人	31人	142人
2013年	200人	55人	255人
合計	311人	86人	397人

 この式に当てはめると，2011年で学習している登録販売者の数は調査データが89人，期待度数が111人となっています．従って，以下のように計算できます．

$$(89-111)^2/111 = 4.4$$

 同様に，表のすべての数値を以下のように計算します．

 2011年で学習していない登録販売者　$(53-31)^2/31 = 15.6$
 2013年で学習している登録販売者　$(222-200)^2/200 = 2.4$
 2013年で学習していない登録販売者　$(33-55)^2/55 = 8.8$

 カイ二乗値は，計算したこれらの4つの値を足すことで計算できます．従って，4.4＋15.6＋2.4＋8.8で31.2となります．この値が大きければ大きいほど，期待度数と調査データが大きく異なっていることになります．今回の期待度数は「もし2011年と2013年という年度数が登録販売者の学習の有無に関係がなかったら，きっとこうなるだろうという値」のことなので，カイ二乗値が31.2とかなり大きかったことから「年度数と学習の有無」には何らかの関係がありそうだとみなすことができます．
 また，先ほど検定を行った際の有意水準のp値についてお話ししましたが，カイ二乗値からp値を求めることができます．カイ二乗値がどの程度大きかったら有意とみなせるのかをみるために，カイ二乗値をp値に変換してみます．カイ二乗値が大きければなるほど，p値は小さくなります．p値はエクセルからカイ二乗値を使って計算することができます．
 ここでは，p値が基準0.05を下回れば有意とみなします．エクセル関数の「CHISQ.DIST.RT（ ）」を用いて，エクセルシートのセルに「＝CHISQ.DIST.RT（32.1, 1）」と入力すると，2.33×10^{-8}乗という大変小さな数値が

示されました．従って，もちろんp＜0.05となり，「年度数と学習の有無」には有意な関連があることが明らかとなりました．

ところで，統計の本筋とは離れてしまいますが，2011年と2013年でなぜ登録販売者の学習に差が出たのか考えてみたいと思います．

実は，2012年3月に厚生労働省から各都道府県に宛てて「登録販売者に対する研修の実施について」という通知が発出されています．その通知には「登録販売者は，薬事法上，第2類及び第3類の医薬品の販売，情報提供等を担う立場にあることから，一般用医薬品販売業者等は，登録販売者に対し一定の水準以上の研修を実施し，その質の向上を図る必要がある．このためには，研修の専門性，客観性，公正性等の確保の観点より，一般用医薬品販売業者等が自ら登録販売者に対し研修を適切に行うことに加え，外部の研修実施機関が行う研修を受講させることが適当である．」ということが書かれており，その内容について，具体的に「一般用医薬品販売業者等は，外部研修の受講対象者に対し，毎年，少なくとも計12時間以上，定期的かつ継続的に研修を受講させること．」とされています．そのため，今までは勉強を怠けていたかもしれない登録販売者が否が応でも外部研修に参加しなければならなくなり，学習せざるを得ない状態になったということが現れた調査結果であるといえます．つまり，通知が出された2012年を隔てて，2011年の2013年「学習の有無」に大きな差が出たといえそうです．

このように，偶然ではない差には何らかの理由が存在しているということが，このカイ二乗検定の結果から分かると思います．

●マクネマー検定（対応のあるデータの場合）

マクネマー検定は，同一の対象者に対して複数回の測定を行って，最初に測定された特徴の割合と後に測定された特徴の割合を検定します．帰無仮説は「同一対象者への最初の測定と後の測定の割合は同じである」ということになります．対応のある2群の検定は，同じ対象者という1人ずつに用いられるだけでなく，マッチド・ペアと呼ばれる1組ずつについても用いられます．

12 相関について

相関とは，2つ以上の事象，特性または変数間の統計学的な依存関係のことをいいます．薬剤師が研究を行うにあたって，とてもよく使う可能性が高

いと考えられます．

1. 相関係数

　2つの連続変数の直線的な関連をみるための指標のことを**相関係数**といいます．例えば，「1週間の平均歩数とBMIの関連」や「塩分摂取と高血圧の関連」を検出するために，相関係数を求めることになります．ここでいう相関係数とは，ピアソンの相関係数です．2つの変数（x，y）が連続変数であり，かつそれぞれが正規分布をすることが前提となっています．そして，2つの変数の直線的な関係をみます．相関係数は－1～＋1の範囲の値を取ります．2つの変数をグラフ上にプロットしたときに傾きが正（x増加→y増加）となり直線状に完全に並ぶ場合は相関係数は1であり，逆に傾きが負（x増加→y減少）となり直線状に完全に並ぶ場合は相関係数は－1となります（図13，表5）．xとyが全く無関係の場合は，相関係数は0となります．

　相関係数とは，具体的には「xとyの共分散」を「xの標準偏差」と「yの標準偏差」の積で割った値となります．式で表すと，以下のようになります．

　　相関係数＝（xとyの共分散）/（xの標準偏差）×（yの標準偏差）

　相関係数を求めるためには，**共分散**という値が必要となります．xとyの共分散は，「xの偏差」と「yの偏差」の積の平均で求められます．偏差とは「個々の値の平均との差」のことをいいます．データの個数にもよりますが，実際に計算するとなったらかなり大変ですが，相関係数はエクセルを使って簡単に計算することができます．エクセルのバージョンは2010年と2016

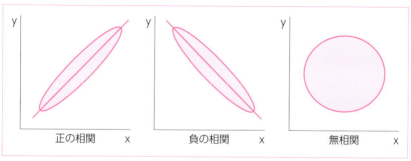

図13　相関係数

第3章 疫学で使う統計―薬局薬剤師に必要な統計知識―

表5 相関係数と関連の度合

相関係数の絶対値	関連の度合
0.7～1.0	かなり強い正の相関がある
0.4～0.7	中程度の正の相関がある
0.2～0.4	弱い正の相関がある
−0.2～0～0.2	ほとんど相関がない
−0.2～−0.4	弱い負の相関がある
−0.4～−0.7	中程度の負の相関がある
−0.7～−1.0	かなり強い負の相関がある

表6 5日間の東京の平均気圧と湿度

	平均気圧 (hPa)	湿度 (%)
3月3日	1013.3	82
3月4日	1002.7	99
3月5日	1015.2	73
3月6日	1013.8	82
3月7日	1001.4	97

年を使いましたが,どちらも基本的に使用法に大きな相違はなく,今後エクセルのバージョンが更新されていっても,同じようにできると思います.

　ここで,私が博士論文を書いたときにも利用した気象庁のデータを使って,簡単に相関係数を計算してみたいと思います.ここでは平均気圧（hPa）と湿度（%）の関連についてみてみたいと思います.**表6**は2019年3月3日から3月7日までの東京の平均気圧と湿度を一覧にしたものです.この5日間はたまたま雨が続いたのですが,降った雨の量には違いがあります.相関を示すにはデータ数が少なすぎますが,ここでは分かりやすいようにあえて少ないデータ数で説明します.

　四角で囲った部分の数値をエクセルに入力します.「挿入」タブ→「グラフ」→「散布図」を選びます.すると,**図14**のような図が表示されます.

　散布図のプロットのうちのどれか1つを選択して,右クリックして「近似曲線の追加」を選びます.ウィンドウが立ち上がるので,「近似または回帰の種類」は「線形近似」を選びます.近似曲線名は「自動」を選びます.そし

53

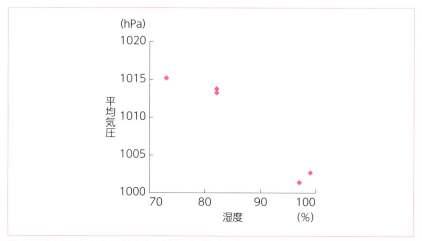

図14 5日間の東京の湿度と平均気圧（散布図）

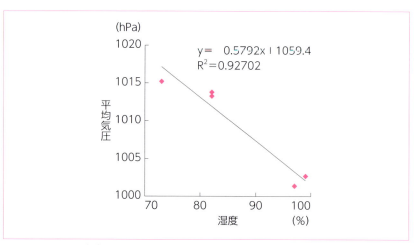

図15 5日間の東京の湿度と平均気圧の相関

て「グラフに数式を表示する」と「グラフにR-2乗値を表示する」にチェックを入れます．このような操作を行うと，図15に示すようなグラフと数式が表示されます．表示された直線は1次回帰直線です．回帰については次の項でお話ししますが，グラフ内に表示されたR^2は決定係数[注15]といい，R^2の平

注15：決定係数は2変数間での分散の割合を示している．つまり，この例では$R^2=0.927$なので，平均気圧におけるばらつきの92.7％は湿度と関連していることとなる．

方根が相関係数Rとなります．この例では$R^2=0.927$なのでR＝0.963となります．この結果から，この5日間に限っていえば，湿度と平均気圧にはかなり強い相関があるといえそうです．

2. 順位相関係数

　測定値を小さい順に並べて順位を付け，この順位を用いて計算した相関係数のことをいいます．測定値の分布がゆがんでいる場合や，測定値が「ある，どちらともいえない，ない」などのある程度の順序がある場合に用いられます．通常の意味での数量化が難しい場合は，いわゆる相関係数は計算できません．しかし，順位は定めることができるので，順位をあえて通常の意味での数量と考え，これに基づいて相関係数を計算します．

3. 相関関係と因果関係

　相関関係は2つの変数の間の関連をみる指標ですが，相関があることと因果関係があることは別物です．混同してはいけません．2つの指標の違いを簡単に説明します．

　因果関係とは，ある事柄が別の事柄を引き起こしていることです．ある事柄をA，別の事柄をBとすると，「Aが原因となってBという結果となる」ときに「A⇒Bの因果関係がある」といいます．

　一方，**相関関係**は，ある事柄と別の事柄に何らかの連動関係があることです．2つの事柄のうち，一方が変わるともう一方も変化するという関係です．つまり「A⇔B」の関係のことです．前出の相関係数のところでxとyを使って説明したように，A，Bを変数で表した場合，Aが増加したときにBも増加した場合は「正の相関」があるといい，Aが増加したときにBが減少した場合は「負の相関」があるといいます．どちらもなければ「無相関」といいます．相関関係があるだけでは，必ずしも因果関係があるとはいえません．

4. 直線型でない関連

　相関をみる場合には，基本的には2つの変数の関連が直線的であることを前提にしています．

　しかしながら，関連が直線ではなく例えばU字型をしている場合もあります．よくいわれているのが，BMI（Body Mass Index）（計算式BMI＝体重kg÷(身長m)^2）と死亡リスクとの関連です．例えば，主として西ヨーロッ

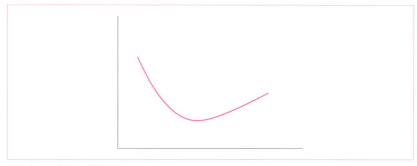

図16　U字型の相関図

パと北アメリカのコホート（コホートについては第2章の「6　研究のデザインについて」を参照してください）を対象にして行われた2009年のProspective Studies Collaboration (PSC, Whitlock G, et al. Lancet 2009；373：1083-96)では，BMI 22.5-25の死亡率が一番低く，それよりBMIが低くても高くても死亡率が上昇することが報告されています．これを図で示すと，図16のようなU字型のグラフとなります．

5．はずれ値に注意

　実際にはほとんど相関がないのに，Aというはずれ値を含めて分析してしまったがために相関があるという結果が出てしまうことがあります（図17）．Aのようなはずれ値には十分注意を払う必要があります．分析している変数の分布を確かめ，はずれ値を事前に確認することは重要です．

6．データが混在している場合の注意

　いくつかのデータが混在しているために，実際には関連がないのに関連があるように見えてしまう場合，また関連があるのに関連がないように見えてしまう場合があります（図18）．左側の図は濃い色の集団と薄い色の集団はそれぞれでみると相関があまりなさそうなのですが，両集団を合わせてみると相関があるように見えます．逆に右の図は濃い色の集団と薄い色の集団それぞれに正の相関があることが分かりますが，両集団を合わせてみるとあまり相関がないように見えます．この影響を取り除くためには，濃い色の集団と薄い色の集団を別々に解析する層別分析を行う必要があります．自分が解析を行う集団の構成をよく把握することが大切です．

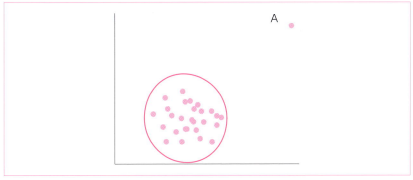

図17　はずれ値の例

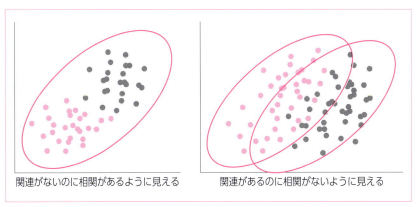

関連がないのに相関があるように見える　　関連があるのに相関がないように見える

図18　データが混在した場合の相関図

13 回帰分析

　前項では2変数間の相関についてお話ししました．ここでは2変数間の関係で一方の値が分かればもう一方の値が予測できる，つまり従属的な関係性を記述する方法として回帰と呼ばれる方法についてお話ししたいと思います．前項での「平均気圧と湿度との相関」の話の中で，2つの変数の直線的な関係を示すグラフを示しました．回帰直線の一般式は$y=ax+b$です．aは直線の傾きであり，bは$x=0$のときのyの値となり切片となります．傾きaは**回帰係数**と呼ばれます．回帰係数は，以下の計算式で表すことができます．

　　回帰係数＝（xとyの共分散）／xの分散

また，xのことを説明変数または独立変数，予測変数といい，yのことを目的変数または従属変数，結果変数といいます．説明変数や目的変数については，第2章の「疫学用語の基礎知識」のところでも説明していますので，ご参照ください．
　ところで，y＝ax＋b自体は中学生のときに1次方程式として習った馴染みのある式だと思います．
　回帰の種類としては，線形回帰と非線形回帰の2つに大きく分けられますが，薬局薬剤師の研究で用いられるのは基本的に線形回帰だと思いますので，ここでは線形回帰についてお話ししたいと思います．また，線形回帰は単回帰と重回帰の2つに大きく分けることができます．

1．単回帰分析

　単回帰は，説明変数xが1つの場合の回帰法です．先ほどお話ししたように，回帰直線の一般式はy＝ax＋bで，グラフは直線となります．
　具体例を使って，エクセルで分析する方法を説明します．エクセル(2010，2016バージョン)画面で左上の「ファイル」をクリックし，「オプション」→「アドイン」→「分析ツール」→「Excelアドイン」→「設定」(「アドイン」ウィンドウが立ち上がる)→「分析ツール」→「OK」と進んでいきます．その後，一番上の横の欄の左上の端から5番目のデータタブをクリックすると一番右端に「データ分析」のタブが現れます．その「データ分析」をクリックするとウィンドウが立ちあがり，基本的な統計であればそこから選ぶことができます．ここから「回帰分析」を選択します．
　ここでは，先ほども例に挙げた気象庁のデータを用いて回帰分析を行ってみたいと思います．東京の2019年3月の1か月間の日ごとのデータの中の「日照時間」と「平均雲量」の関連です(表7)．
　このデータは気象庁のホームページからダウンロードすることができる(https://www.data.jma.go.jp/gmd/risk/obsdl/)ので，興味のある方は実際にやってみてください．ダウンロードされた数値をそのまま用いることができます．先ほどの平均気圧と湿度の関連のようにまず散布図を書いて，近似直線を追加してみます．すると図19のようなグラフを書くことができます．
　このグラフだけでも，回帰係数が−1.014で決定係数R^2が0.7134と分かるのですが，エクセルの回帰分析を使うとさらに詳しい解析結果を得ることができます．

表7　東京の1か月間の「日照時間」と「平均雲量」の関連

	日照時間(h)	平均雲量
3月1日	2.4	8.8
3月2日	9.6	5.3
3月3日	0.0	10.0
3月4日	0.0	10.0
3月5日	9.1	6.0
3月6日	0.0	10.0
3月7日	0.0	9.3
3月8日	11.3	0.0
3月9日	11.3	2.0
3月10日	3.5	9.8
3月11日	4.3	6.5
3月12日	8.5	2.5
3月13日	9.1	2.0
3月14日	8.8	4.3
3月15日	9.8	3.3
3月16日	2.8	6.3
3月17日	9.1	5.0
3月18日	10.9	4.0
3月19日	8.2	10.0
3月20日	10.9	2.0
3月21日	6.0	8.3
3月22日	5.5	9.8
3月23日	0.0	10.0
3月24日	10.7	0.8
3月25日	7.3	7.5
3月26日	3.8	5.8
3月27日	10.8	3.0
3月28日	1.4	9.3
3月29日	0.0	10.0
3月30日	0.0	10.0
3月31日	2.2	7.3

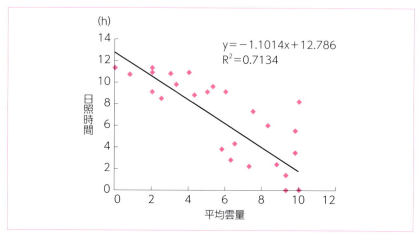

図19　東京の日照時間と平均雲量のグラフ化

　「データ分析」→「回帰分析」→「OK」をクリックすると，ウィンドウが立ち上がります．入力Y範囲（Y）と書かれている空欄のボックスにカーソルを合わせ，日照時間のすべての数値が書かれている範囲（3月1日の2.4から3月31日の2.2まで）を囲むと，空欄に数値が入力されます．同様に入力X範囲（X）と書かれている空欄のボックスにカーソルを合わせ，平均雲量のすべての数値が書かれている範囲を囲むと，空欄に数値が入力されます．後は有意水準95％にチェックを付けて出力オプションで出力先を選べば，相関係数（0.84），決定係数（0.71），回帰係数（−1.10），p値（＜0.0001）などを得ることができます．

2. 重回帰分析

　重回帰は，説明変数xが複数ある場合で，以下の式で表されます．

$$y = a_1 x_1 + a_2 x_2 + a_3 x_3 + \cdots b$$

　大抵の場合，説明変数が1つであることは少なく，複数の要因がアウトカムに関連しています．この数式の解釈としては，x_2，x_3，…の影響を補正したうえでの，x_1とyとの直線的な関連の大きさがa_1という回帰係数になります．a_2以下についても同様です．エクセルを使った重回帰分析の方法も，先ほど説明した回帰分析と同様に行うことができます．

先ほどの「日照時間」と「平均雲量」のデータに「湿度」も加えて分析してみます（表8）．「データ分析」→「回帰分析」→「OK」をクリックすると，ウィンドウが立ち上がります．入力Y範囲(Y)と書かれている空欄のボックスにカーソルを合わせ，目的変数(y)である日照時間のすべての数値が書かれている範囲を囲むと，空欄に数値が入力されます．同様に，入力X範囲(X)と書かれている空欄のボックスにカーソルを合わせ，平均雲量(x_1)と湿度(x_2)のすべての数値が書かれている範囲を囲むと，空欄に数値が入力されます．後は，有意水準95％にチェックを付けて出力オプションで出力先を選べば，相関係数(0.88)，決定係数(0.77)，回帰係数a_1(−0.85)，p_1値(＜0.0001)，a_2(−0.08)，p_2値(0.01)などを得ることができます．

しかし，この例で私は本来やってはいけないことをやってしまっています．ここでは例として簡単に示すために，複数の説明変数として平均雲量と湿度を使いましたが，平均雲量と湿度は相互に関連があります．実際に相関係数を出してみると0.61になります．

重回帰分析では，1つの目的変数（予測される変数）に対して2つ以上の説明変数（予測する変数）を構成して予測モデルとします．このとき，予測する変数を「説明変数」または「独立変数」とも呼ぶように，予測する変数の間には関連性がない（つまり独立）ことが想定されています．複数の変数で予測するならば，似たような性質を持つ変数ではなく，異なる性質を持つ変数で予測したほうがモデルに意味があると考えられます．このように，説明変数間での相関が高いことを**多重共線性**といいます．説明変数間の相関が高いと，正しく計算ができなくなることがありますので，分析の際は気をつけなければなりません．

今回は，重回帰分析の説明のためにあえて多重共線性のある平均雲量と湿度という2つの説明変数を使いましたが，重回帰分析を行う際にはできるだけ多重共線性のある説明変数は使わないように十分気を付けてください．

多重共線性があるかどうかを確認する方法としては，各説明変数（共変量）間の相関を調べることや，統計解析ソフトを用いることができるのであればVIF（Variance Inflation Factor：分散拡大係数[注16]）を求め，値が大きい場合はその変数を分析から除いたほうがよいと考えられます．10を基準とす

注16：回帰分析における多重共線性の深刻さを定量化する．推定された回帰係数の分散が，多重共線性のためにどれだけ増加したかを測る指標を提供する．

表8 湿度を追加した表

	日照時間 (h)	平均雲量	湿度 (%)
3月1日	2.4	8.8	78
3月2日	9.6	5.3	39
3月3日	0.0	10.0	82
3月4日	0.0	10.0	99
3月5日	9.1	6.0	73
3月6日	0.0	10.0	82
3月7日	0.0	9.3	97
3月8日	11.3	0.0	47
3月9日	11.3	2.0	52
3月10日	3.5	9.8	67
3月11日	4.3	6.5	76
3月12日	8.5	2.5	52
3月13日	9.1	2.0	51
3月14日	8.8	4.3	38
3月15日	9.8	3.3	45
3月16日	2.8	6.3	64
3月17日	9.1	5.0	42
3月18日	10.9	4.0	49
3月19日	8.2	10.0	52
3月20日	10.9	2.0	47
3月21日	6.0	8.3	73
3月22日	5.5	9.8	55
3月23日	0.0	10.0	52
3月24日	10.7	0.8	37
3月25日	7.3	7.5	50
3月26日	3.8	5.8	58
3月27日	10.8	3.0	39
3月28日	1.4	9.3	44
3月29日	0.0	10.0	56
3月30日	0.0	10.0	80
3月31日	2.2	7.3	73

ることが多く，VIF＜10であることを確認します．多重共線性が認められた場合には，どちらか一方の説明変数を採用します．

回帰分析については，博士論文であるロキソプロフェンの研究の中でも使っていますので，後でまた説明したいと思います．

3. ロジスティック回帰分析

ロジスティック回帰分析は，目的変数が二値変数の場合に説明変数との関連を解析するときに使われる分析です．二値変数とは，ある事象の有無など2択の選択肢（あり＝1，なし＝0）となるデータがこれにあたります．ロジスティック回帰モデルは，目的変数を確率pとして（pは0から1までの範囲をとる），それを説明変数（x_1，x_2，x_3…）で説明しようとするときのモデルになります．計算式で表すと，以下のようになります．

$$\log(p(x)/1-p(x)) = a_1 x_1 + a_2 x_2 + a_3 x_3 + \cdots b$$

「ある事象が起こる確率$p(x)$の起こらない確率$1-p(x)$に対する比」は，前に説明したオッズ比とも呼ばれますが，その対数のことを確率pの**ロジット**といいます．ロジスティック回帰は，事象の起こる確率のロジットを説明変数によって説明したものです．

例えば，コホート研究などで，脳出血の発症を20年間追跡して，発症有を1，発症無を0として目的変数とすると，その要因としての説明変数は，性別（x_1），年齢（x_2），高血圧（x_3），脂質異常症（x_4），喫煙（x_5），飲酒（x_6）などが考えられますが，計算式としては以下のようになります．

$$\log(p(x)/1-p(x)) = a_1(\text{性：男性1；女性0}) + a_2(\text{年齢：そのままの数値})$$
$$+ a_3(\text{収縮期血圧：そのままの数値}) + a_4(\text{総コレステロール値：そのままの数値})$$
$$+ a_5(\text{喫煙：有1；無0}) + a_6(\text{飲酒：有1；無0}) + b$$

ロジスティック回帰分析はエクセルを使って行うのは難しいので，統計ソフト（SPSS，JMPなど）の力を借りる必要があるかもしれません．

コラム　薬剤師と登録販売者

　2008年に第1回目の登録販売者試験が実施されてから，10年あまりの年月が流れました．最初に登録販売者という資格ができると聞いたときには，薬剤師の職域が脅かされてしまうのではという懸念もありましたが，今ではドラッグストアにおいて，意外と薬剤師と登録販売者は棲み分けができているのではないかと思います．

　調剤業務で忙しいときに，第二類医薬品や第三類医薬品を購入者の病状に合わせて選択し，推奨できる登録販売者の存在はやはり有り難いものです．一方で，登録販売者の中でもそのスキルや熱意に温度差があるのも事実だと思います．風邪薬のコーナーで何やら迷っているお客さんに積極的に声をかけて，商品を選ぶお手伝いをしようとする登録販売者もいれば，数は多くはないと思いますが，下手なことをいって責任を持ちたくないので，身を潜めていようとする登録販売者もいるのではないかと思われます．

　そんな中，以前に一緒に仕事をした登録販売者は向上心のある素敵な人でした．お客さんから自分の知識を超える質問をされたときに，困って私に助けを求めに来たのですが，彼女は，私にバトンタッチしてからの私と患者さんのやりとりをじっと聞きながら，必死でメモを取っていたのです．一通りの接客が終わった後，彼女は，私に向かって「本当にありがとうございました．」といって，満面の笑顔を返してくれました．また，「わからなかった部分をもう一度見直しておきます．」と付け加えることも忘れませんでした．

　登録販売者の資格を持った誰もが，彼女のように常に学ぶ姿勢を持っていれば，セルフメディケーションで市販薬を買いに来るお客さんの大きな力になるであろうと思います．

第4章

いよいよ研究に足を踏み入れよう

1 研究テーマの見つけ方

　前章までは，研究に必要な基礎知識について説明してきました．ここからは実際に自分で研究を行っていくための手順について説明していきたいと思います．

　いざ研究を進めていこうと決意したところで，何をテーマにしたらいいのかと悩む人は多いかもしれません．ここでは，研究テーマの見つけ方について考えてみたいと思います．

　研究テーマは，以下のようなことから考えると見つけやすいのではないかと思います．

- 自分が興味あることから見つける．
- 患者さんの言葉や行動から見つける．
- 業務で困っていることから見つける．
- 過去のことではなく，現段階で進行している事柄から見つける．
- 現在話題になっていることから見つける．
- 数値化（量的研究）しやすいことから見つける．

　ここで必ず心に留めておかなければならないことは，自己満足のための研究になってはいけないということです．とりあえず何でもいいから，自分が研究を行ったという経歴を残したいがための研究では意味がありません．基本的には，最終的に社会的意義または臨床的意義があり，何らかの提言ができる研究を行うべきであると思います．

　ただ，初めての学会発表をするためなどの取っ掛かりの研究は，そこまで思いつめなくてもよいのかもしれません．第2章の「1　研究とは」で説明したように，有害な研究を行うことはもってのほかですが，現在，有用性がそれほど高くなく，すぐには役に立たないと思われる研究であっても，将来的に意義のある研究に繋がる可能性があるかもしれません．まずは研究に着手

するというハードルを乗り越えてみることが重要です．

2 研究を始める前に

　研究を始める前に注意しなければならないことがあります．それは，自分が発表する研究と同様の研究がすでに発表されているかもしれないことです．それを確かめるためには，文献検索を行って，先行研究を調べなくてはなりません．

　日本の文献検索サイトには，「医中誌Web」「CiNii Articles」「J-STAGE」「メディカルオンライン」などがあります．基本的に，これらのサイトは有料で契約しなければ先行文献を検索することは難しいかもしれませんが，「医中誌Web」には「デモ版」があり，検索できる文献が限られてはいるものの，使い勝手を試すにはよいかもしれません．また，「J-STAGE」中には，無料で見ることのできる抄録や論文も数多くあります．

　私は検索サイトとして「Google Scholar」を利用することが多いのですが，「Free article」として論文のすべての内容をみることができる場合もありますし，すべてが分からなくても大まかな内容は把握できる場合が多いです．もし自分の研究にとってキーとなる文献が見つかったら，多少お金がかかっても入手することをお勧めします．そのキー論文が参考文献として挙げている論文も自分の研究に有意義であることが多く，少し安易な方法ではありますが，一度にたくさんの情報を手に入れることができる場合もあります．

　検索方法で最もオーソドックスな方法は，検索ボックスにキーワードを入れることです．例えば，災害時に薬剤師が果たす役割についての論文や抄録を調べたいときは，「災害」「薬剤師」「役割」などの言葉を入れることで，対応する文献がヒットします．

3 リサーチクエスチョンの作り方[8]

　大枠の研究テーマが決まったら，次に考える必要があるのがリサーチクエスチョンです．リサーチクエスチョンについては，『リサーチクエスチョンの作り方』（認定NPO法人 健康医療評価研究機構）という本を参考にさせていただき，分かりやすく簡単にまとめてみたいと思います．

　その前に，そもそもリサーチクエスチョンとは何かということについて述

べます．**リサーチクエスチョン**とは，簡単にいえば研究の骨組み，研究で最も明らかにしたいことを言語化したもののことです．漠然とした形を研究可能な形にして，実行までに詰めるべき課題を洗い出すという手順が必要となります．しっかりリサーチクエスチョンを定めることにより，自分のやりたいことが明確になります．

『リサーチクエスチョンの作り方』の中で，著者の福原俊一先生（京都大学大学院医療疫学分野教授，福島県立医科大学副学長）が提唱されている良いリサーチクエスチョンは，9つの要素の要素を満たします．その9つの要素とは，Feasible（実施可能性），Interesting（おもしろさ），Relevant（切実さ），Measurable（測定可能性），Modifiable（変容可能性），Novel（新奇性），Ethical（倫理的配慮），Structured（構造化），Specific（明確化）です．1つ1つを少し詳しくみていきます．

最初に，**Feasible（実施可能性）** についてです．Feasibleとは，その研究の対象者が自分のアクセスできる環境にいるか，また予算や時間はどれくらいかかるのか，1人でできる研究か，人の手を借りなければならないかなど，研究の実現可能性のことです．お金があったらこんな規模の研究がしたいと理想はどんどん膨らみますが，現実には難しいことも多いです．理想と現実の折り合いをつけることが大切です．

Interesting（おもしろさ） と **Novel（新奇性）** は一緒に考えることができます．「新奇性」は辞書で引くと「目新しいさま．物珍しいさま．」と書いてあります．つまりはオリジナリティのある研究，今まで誰もやったことのない研究ということになります．Interesting（おもしろさ）も併せて考えると，自分が知りたい，興味を持っている研究が，科学的な興味深さを備えており，世間の関心なども高ければ，行う価値のある研究であると考えられます．

しかし，全く新奇の研究というものを見つけ出すのは本当に大変であると思われますし，自分では「新奇」だと思った研究が，実はすでに行われていた研究であったということもあるかもしれません．従って，今までに発行されている論文，つまり先行文献を探せるだけ探し，吟味する必要があります．

先行文献の探し方ですが，私のよく使う検索サイトは日本文なら「医中誌」「CiNii Articles」「J-STAGE」「メディカルオンライン」，英文なら「PubMed」「Google Scholar」です．先行文献を読み込んだうえで，まだ研究されたことのないリサーチクエスチョンか，または似たような研究はされてはいるがその中でも解明されていない部分があるかを判断します．

次にRelevant（切実さ）です．つまり，その研究を行うための意義や社会的な意味はあるかを指します．その研究が患者やもっと広く世の中に役に立たなければ，行う意味はあまりありません．自己満足に終わる「自分の自分による自分のための研究」ではだめなのです．住民や社会や行政の視点に立って考えてみることが必要です．

そして，Measurable（測定可能性），Modifiable（変容可能性）についてです．測定可能性については「研究に使う変数は測定可能な形であるか，尺度（後で詳しく説明します）については何を使うか，尺度の妥当性信頼性は検証されているか」などということをあらかじめ考えておきます．改善可能性とは「研究の結果次第で要因やアウトカムは変えられるのか」ということを示します．

また，Ethical（倫理的配慮）はとても重要です．研究を始める前に，最初に考えることが倫理についてです．その研究は倫理的に許される研究であるのか，また研究対象者や介入を伴うような場合も研究方法は適切か，対象者の同意は取得できるのか，そしてその研究は本当に行う意味があるのかなど，事前に確認しておく必要があります．

最後にStructured（構造化），Specific（明確化）です．構造化とは研究対象，標的集団，比較群などを適切に定めているかであり，明確化とは，研究を行ううえでの目的変数，説明変数がはっきりしていなければならないということです．ここで再確認ですが，目的変数とは従属変数ともいい，結果（アウトカム）を表します．説明変数は独立変数ともいい，原因，要因を表します．

4 リサーチクエスチョンの構造化

自分の心に生じた疑問や問題を分かりやすく整理すると表9のようになります．

このように表にまとめると，頭の中が整理されて，研究に取り組みやすくなります．リサーチクエスチョンを構造化すると，漠然とした疑問を明確化することができ，また，他の人に分かりやすく説明できるようになるので誤解がありません．何より，研究に必要な①対象，②要因，③比較，④結果（効果）という4つの要素を含んでいます．なお，リサーチクエスチョンの構造化は，その英単語の頭文字をとってPICOまたはPECOと呼ばれます．

表9 リサーチクエスチョンの構造化 (PICO, PECO)

PI (E) CO	内容
Patients (対象・患者)	誰に？どんな患者に？
Intervention/Exposure (介入, 要因) (説明変数)	どんな介入をすると？何によって？
Comparison (比較対照)	何と比較して
Outcome (結果) (目的変数)	どうなる？

5 情報収集について

　リサーチクエスチョンが決まったら，次に行わなければならないことは情報収集です．

　情報収集方法といって，すぐに頭に浮かぶのはアンケート調査ではないでしょうか．薬局薬剤師にとっても一番取っ付きやすい方法なのではないかと思います．また，インタビュー調査を行うこともあるかもしれません．

　情報の取得については，倫理的配慮や倫理審査などの手続きが必要となります．一昔，二昔前は倫理について甘い部分もあったようですが，現在ではほとんどの調査において必須となっていますので，必ず審査を受けるようにしてください．日本薬剤師会学術大会でも，2019年の山口での大会より「人を対象とする医学系研究に関する倫理指針」に基づき，多くの研究での倫理審査が必須となりました．扱うデータによっては一部適用除外の研究もありますが，アンケート調査も基本的には倫理審査の対象となります．

　倫理審査を受けたほうがいいのか，受けなくてもいいのかともし迷うなら，受けたほうが無難です．実際には受けなくてもよかった研究であっても，審査を受けたことで不利益が生じることは全くありません．また，審査とは別に，研究の実施に先立ち，また研究期間中も，研究倫理に関する研修を適宜継続して受ける必要があります．

　前置きが長くなってしまいましたが，実際の情報収集方法について説明します．アンケート調査以外にも，いくつかの調査方法があります．また，調査対象者自身に行ってもらう自記式調査と，研究者が聞き取りを行う他記式調査に大きく分類することができます．

6 調査法の種類

1．自記式調査
●郵送による調査
　調査票の送付および回収を郵送によって行うものです．郵送料などがかかるので，ある程度研究に充てることのできる資金などを持っている必要があります．郵送による調査は，調査票さえ作ってしまえば比較的簡便に大規模調査を行うことができますが，欠点もあります．それは回収率に関してはあまり期待できないということです．調査票に回答するか否か，封書を郵送するか否かは調査される相手方にかかっているので，面倒なのでやらないと思われてしまったらどうしようもありません．また，返信期日まで時間があるので後で出せばよいと考えてそのまま忘れてしまう調査対象者もいるかもしれません．あまりにも回収率が低い場合には，督促する場合もあります．

　調査には誰が回答したかを後で把握できる記名式と，把握できない無記名式があります．記名式だと回収率が下がってしまうと思われるところですが，未返送の対象者に督促を送る場合などには記名式のほうがよいと考えられます．調査によって何を把握したいかにもよりますが，相手側の理解が得られるのであれば記名調査をお勧めします．対象者名あるいは対象施設などがあらかじめ分かっている場合には，アンケート用紙の上部に氏名や施設名のシールを貼り付けておくという方法もあります．その際，シールには後で情報の整理がしやすいように番号を付けておくと便利です．

●留め置き調査
　調査する人が対象者を訪問して，調査の目的を説明し，調査票への記入を依頼します．その場ですぐに調査票を回収するのではなく，後日，再び訪問して記入済みの調査票を回収します．回答するのに時間が必要な場合や，人前では回答しにくい場合などに有効です．配布時または回収時のいずれかを郵送によって行うこともあります．

●集合調査
　何らかの集会の場で調査票を配布し，その場で記入してもらったり，あとで回収したりする調査方法です．

　一定の場所に集合している調査対象者に調査票を配布し，調査を依頼する

人が直接，調査の目的を説明して，その場で回答してもらいます．時間がなければ，調査票を持ち帰ってもらい，後日郵送で回収することもあります．その場で回答してもらうことで，回答拒否がない限りは，回収率はかなり高い数字になるとは思いますが，後日回答の場合には，郵送調査のときと同じように低い回収率となってしまう場合もあります．

　私自身も集合調査を行ったことがありますが，対象者に調査の意図をよく説明し，理解してもらい，有益な調査であるという認識を持っていただくと，回答率，回収率がよくなるように感じます．

● インターネット調査

　インターネットのユーザーを対象に，調査・分析を行う方法です．主なインターネット調査では，あらかじめリサーチ会社にモニターとして登録されているユーザーに対して，メールなどを通じて回答を依頼します．その依頼を受けたモニターが，PC・スマホ・タブレットなどを通じて調査内容に回答します．モニターとなっている人は何らかの意図を持ってその立場にいると思われますので，前に説明した選択バイアスが大きくなる恐れがあります．私自身は利用したことはありませんが，リサーチ会社に依頼するという点において，一定程度の費用がかかると思われます．

2. 他記式調査

● 面接調査（インタビュー調査）

　自ら調査対象者の自宅を訪問する場合や，対象者に場所を指定して来てもらい，面接（インタビュー）を行う場合があります．

● 電話調査

　文字通り電話による調査をいいますが，電話番号をすでに把握している対象に行う場合と，インターネットなどを通じて対象者を募る場合などがあります．選挙前などに，コンピュータ音声による事前調査で電話がかかってくることもあります．

7 調査票の作成について

　調査票の作成については，本やインターネットでも多く解説されていま

```
                                                        ○年○月○日
  ○○薬局様
                                                          ○○薬局
                                                          ○○○子

           防災対策における薬局の現在の状況に関する調査について（協力依頼）

   平素から大変お世話になっております。
   日本は災害大国であり東日本大震災後も様々な地域で地震のみならず，大規模な水
 害や停電等が起こっています。○○地域も大規模地震が想定されている地域であり，
 薬局も災害時には重要な役割を担っております。
   本研究では，薬局の防災に関する現状を把握し，大規模災害時に，必要な薬を迅速
 に手に入れるためには，どのような方法がよいのか等を検討することを調査の目的と
 しています。

   回答をいただいた薬局様にはご希望があれば集計結果をご連絡いたします。
   大変お忙しいところ誠に恐縮ですが，本研究の趣旨をご理解いただき，調査にご協
 力を賜りますようお願い申し上げます。
   尚，本調査票への回答をもって同意が得られたものとさせていただきます。

 *同封の返信用封筒に回答したアンケート用紙を入れ○月○日までにご返送ください。
 *個々の薬局の結果を公表することはありません。
 *後日，協力を取り消したいという場合は，○○まで，電話またはFAXしてください。
   まだ統計分析を行っていないデータについては廃棄いたします。

                              問い合わせ先   ○○薬局      ○○○子
                              電話  ○○    FAX  ○○    メール  ○○
```

図20　私が行ったアンケートでの依頼文の例

す．私自身も，今まで行ってきた研究の中でアンケートの作成は何回も行っています．その中で，私が気を付けていることなどを重点にお話ししたいと思います．

1．依頼文の作成

　まず，本体のアンケートとは別に依頼文を作ります．依頼文には，調査背景，調査目的，協力を依頼したい旨，回答期限，回収方法，研究の実施主体，問い合わせ先，研究の実施方法についての詳しい内容（倫理的な説明）などを記載します．

> 研究の実施方法についての詳しい内容
>
> ■この研究は○○の倫理委員会の審査・許可を受け，実施しています．
> ■この研究への参加は，貴薬局の自由意思によるものです．
> ■この研究に参加しない場合でも不利益な対応をうけません．
> ■○○地域の保険薬局にお願いしています．
> ■研究に参加して頂くことによる危険性はありません．
> ■薬局の個別情報を外部に公表することはありません．
> ■この研究から得られた生データを，共同研究機関以外に提供することはありません．
> ■結果は学術的に公表します．
> ■個人情報は，個人が特定できない番号で管理されます．個人情報は協力の有無の確認とデータを結びつける作業のみに用います．個人情報は他のコンピュータと切り離して使用し，厳重に管理します．
> ■データは，適切な期間保管した後に，破棄します．
> ■参加謝礼はありません．
> ■この研究の計画・実施・報告において，研究結果及び結果の解釈に影響を及ぼすような「起こり得る利益の衝突」はありません．また，研究の実施が薬局の権利・利益を損ねることはありません．
> ■研究計画及び研究方法に関する資料の入手または閲覧，研究で得られた集計結果等の開示を希望される場合は下記にご連絡ください．
> ■後日，協力を取り消したい場合は，○○までご連絡ください．まだ統計分析を行っていないデータについては廃棄いたします．
> ■この研究でわからないことや心配なことがありましたら，いつでも以下に記載されている研究者におたずねください．
>
> 問い合わせ先　　○○薬局　　○○○子
> 電話　○○　　FAX　○○　　メール　○○

図21　研究実施方法の説明例

　依頼文の書き方いかんで対象者の調査協力への気持ちが強くなることも，逆に面倒くさいから協力したくない気持ちになることも十分あると思われますので，調査の重要さ，有益さを分かってもらえるような説明が必要であると思います．なお，倫理的な説明は，インフォームド・コンセントの意義があります．
　私が行ったアンケートでの依頼文の例を一部改変して，図20および図21に載せました．

2．アンケート本体の作成

　次に，いよいよ調査票本体を作成します．

　アンケートの冒頭には調査名を入れます．対象者，対象施設に関しては，あらかじめ名前や名称が分かっていて，対象者も記名で了承している場合は，冒頭に対象者名（対象施設名）を記載したシールを貼っておく場合もあります．無記名の場合は，設問事項に調査に必要な対象者の属性事項（性，年齢など）を設問の中で聞いておく必要があります．そのような個人の背景を問うような設問は，必ずしも冒頭に入れる必要はなく，設問の最後に記載してもらう形でも構いません．

8 質問文の作り方について

　質問文を作成するにあたって留意することを以下に挙げます．

1．既存の調査票の質問を利用する

　既存の調査票があり，それと似たような調査を行いたい場合には，信頼性・妥当性の確保（第2章「5　バイアスについて」参照）や他の調査との比較のために，既存の調査票に倣った質問にします．

　例えば，飲酒習慣について質問したいときに，飲酒頻度や飲酒量をどのように場合分けするかは結構悩むのではないかと思います．そんなときには，図22に示した「国民栄養調査：身体状況調査票による問診調査」に使われている質問を利用するとよいと思います．

　ちなみに，日本酒1合（180ml）はビールなら中びん1本（500ml），ウィスキーならダブル1杯（60ml），ワインなら約180ml，焼酎なら0.6合（約110ml），缶チューハイなら1.5缶（約520ml）が目安となります．

　このように，自分で調査票の質問を作る前に，既存の調査票がないかどうかを調べておくことも重要です．

2．誰もが分かる簡単な言葉を使用する

　薬剤師などの専門職にありがちなのですが，専門用語を気にせずに使ってしまうということがあります．薬剤師同士の会話で日常に飛び交う言葉でも，一般の人には分からない言葉は思いのほか多いものです．そのような言葉は使わないように注意しなければなりません．

> 問　あなたは週に何日位お酒 (清酒，焼酎，ビール，洋酒など) を飲みますか．
> 　①毎日
> 　②週5～6日
> 　③週3～4日
> 　④週1～2日
> 　⑤月に1～3日
> 　⑥やめた (1年以上やめている)
> 　⑦ほとんど飲まない (飲めない)
>
> (①, ②, ③, ④, ⑤と回答した者)
> (更問) お酒を飲む日は1日あたり，どれくらいの量を飲みますか．
> 　1．1合 (180 ml) 未満
> 　2．1合以上2合 (360 ml) 未満
> 　3．2合以上3合 (540 ml) 未満
> 　4．3合以上4合 (720 ml) 未満
> 　5．4合以上5合 (900 ml) 未満
> 　6．5合以上 (900 ml) 以上

図22　「国民栄養調査：身体状況調査票による問診調査」に使われている質問

　例えば，「頓服」という言葉は薬剤師であれば誰でも知っていますが，患者さんも当然知っているというように「この薬は頓服薬です」と説明すると，「えっ，頓服ってなに？」と聞き返されたことのある方も結構いるのではないでしょうか．その他にも，「内服薬」や「外用薬」などという言葉も分からない場合があると思います．従って，アンケートを行う際には，できるだけ専門用語は使わず，かみ砕いた言葉に置き換える必要があります．「頓服」であれば，症状があるときのみに服用する薬と言い換えることができます．

　もし，その言葉を言い換えることが難しく，専門用語でしか言い表すことができなければ，別途その言葉に注釈をつけるべきです．調査者は自分では気づかないうちに難しい言葉を使ってしまっている場合もあります．それを防ぐためには，普段そのような言葉をあまり使わない人，つまり薬剤師ではない友人などに一度調査書を見てもらうとよいと思います．また，「眩暈」は「めまい」とひらがなで書くなど，難しい漢字を使わないようにする配慮も必要だと思います．

3．質問文は簡潔に，質問数は必要最小限に

　質問文が長すぎると，それだけで回答するのが嫌になってしまう調査対象

者もいると思います．質問内容を吟味し，できるだけ簡潔にすることが回答率のアップにもつながると思います．質問文は推敲し，不必要に冗長な文は避け，適度な分量に抑えるようにします．また，質問文だけでなく，質問数も必要最小限に抑えることが重要だと思います．自分の身に置き換えても，質問数が多すぎると，それだけで回答しようという気が失せてしまいます．

4. 定義は明確にする

　質問を作る際に意外と見落とされがちなのが，曖昧な質問です．先ほど質問は簡潔にとお話ししましたが，簡略化し過ぎてしまうのも問題です．例えば，「何歳ですか？」と聞くと意図は伝わるでしょうが，ぶしつけな印象を与えます．また，「勤務年数は何年ですか？」という質問では，現在の職場での勤務年数を聞いているのか，今まで働いてきたトータルの勤務年数を聞いているのか分かりません．

　喫煙についての質問も，「あなたはたばこを吸いますか？」の回答の選択肢が「はい」「いいえ」だけでは不十分です．喫煙本数が全く分からないからです．たばこにおいては「吸う」「吸わない」だけの情報だけでなく，本数が重要な情報です．喫煙を曝露にしたいと思っているのであれば，喫煙本数もアウトカムに大きな影響を与えると思われるからです．また，全くの非喫煙者であるのか，以前は吸っていたが今では吸っていない人であるのかも，たばこによる曝露に関しては大きく違ってきます．総喫煙年数も必要かもしれません．調査者がどこまで知りたいのかという問題もあるとは思いますが，この場合は過去の喫煙や現在のたばこの喫煙本数も聞くべきであると思います．

　回答者が回答に迷うような曖昧な質問は避け，定義を明確にした質問を作ることが重要です．

5. 論点は1つに絞る

　原則として，1つの質問項目では1つの事柄だけを質問します．1つの質問項目で複数のことを聞く質問を「**二重質問**」といい，アンケート調査では絶対に避けるべき質問の仕方です．例えば「あなたは，野菜や果物を食べますか？」と聞くと，野菜はよく食べるが果物は全く食べない人などはどう答えてよいか分からなくなってしまいます．「あなたは，毎日散歩をしたり，ジョギングをしたりしますか？」という質問も不適当です．先ほどと同じ理由で，散歩はするがジョギングはしない人，またはその逆のパターンの人も，回答

に困ってしまいます．論点は必ず1つに絞って質問します．

6．否定語，二重否定は使わない

　否定語が含まれた質問はしないほうが無難です．例えば「あなたは夜12時以降に起きていないようにしていますか？」などといった質問は，否定語が入っているために意味が分かりづらくなってしまっています．この質問はストレートに「あなたは夜12時までに寝ますか？」と聞いたほうが，頭にすっと入ってきます．できるだけシンプルな文構成にすることが重要です．

7．回答を誘導しない

　回答者にある特定の選択肢を選ばせるような質問文になっていないかどうか注意を払う必要があります．「最近では海外旅行に行く人が増えています．」という一文を質問の前につけてから，「あなたは旅行に行くなら，国内がいいですか，それとも海外がいいですか」という質問をすると，最初に「今，海外旅行が人気なんだな」という情報がインプットされ，「海外」を選択する人が増加してしまう可能性があります．冒頭の説明文のような余計な情報は付け加えず，シンプルに「国内」と「海外」の旅行について尋ねれば，変に気持ちが誘導されることなく，回答者が素直な気持ちで回答できると思います．

8．選択肢の順序に留意する

　私たちが衆議院議員の選挙の投票に行くときに，時々最高裁判所の裁判官の罷免を問う用紙が配られることがあります．用紙に名前の書かれている裁判官が実際にどのような裁定を行ったことがあるのかを知っている人はほとんどいないと思われるので，普通はどこにも○を付けないで投票するでしょう．しかし，それでも一番端に名前が書かれている裁判官に○がついていることが多いと聞きます．この例のように，選択肢の並び順で特定の選択肢が選ばれる可能性が高くなってしまうかもしれないので注意が必要です．

　このような順序の効果を完全に排除することは難しいのですが，それを知ったうえで質問を作成することは重要です．結果を集計した後，多くの回答者がある1つの選択肢に不自然に偏っていた場合などは，順序効果を考慮しなければいけないかもしれません．

9 回答方法について

次に，アンケート調査に回答する側から見た回答方法について説明します．

回答方法には，自由回答法（記述回答法）と選択肢回答法があります．自由回答法は調査者が想定される回答を用意せず，回答者が自由に記載する回答法です．これに対して，選択回答法は調査者がいくつかの回答例を選択肢として用意しておき，回答者が自分に当てはまる選択肢を選ぶ方法です．

1. 自由回答法

自由回答なので，記載するのを回答者が負担に感じる場合も多く，無記載となる場合も多いです．私が自由回答を設けるときには，まず選択回答で回答者に選んでもらった設問に対して，その選択肢を選んだ理由やより詳細な内容を知りたい場合に，選択回答の設問の直後に置くことが多いです．また，実施した調査全般に対して，最後にまとめて感想や調査者に対して伝えたいことなどの自由記載欄は，ほとんどの調査票で設けています．質的研究[注17]や混合研究[注18]を行う場合は，自由記載の内容が有意義なデータとなることが多く，研究に活用できます．

2. 選択肢回答法

選択肢回答法は，想定される回答内容の種類が比較的少数であるときに用いられます．例えば，二値データの「ある」「ない」，性別の「男」「女」，生年月日の「昭和」「平成」などはもちろん，記述してもらうよりも，選択肢回答法で答えてもらうほうが後でデータの整理をするときにも便利です．

選択肢回答法を用いるときの注意点として，回答者が用意した選択肢の中からどれも当てはまるものがなくて選ぶことができなかった場合，選択肢以外の回答があった場合に，それらの取り扱いについて取り決めておく必要があることです．設問によっては「分からない」という回答を用意する場合もありますが，回答が「分からない」に集まってしまわないように，注意を払う

注17：記述的データを収集し，言語的・概念的な分析を行う研究法．それに対して量的研究は，数量的なデータを収集し，統計手法を用いて変数間の関係を明らかにする研究法．
注18：量的データと質的データの両方を収集し，2つを統合し，両方のデータが持つ強みを合わせたところから解釈を導き出す研究アプローチ．

必要があります．

　用意した選択肢以外の回答を記載するために，「その他」という選択肢を用意することもよくあります．その際に，「その他」の後ろに（　）を用意して具体的な内容を記載してもらいます．その他の（　）の内容に同じものが多い場合は，データをまとめて1つの選択肢として，自分がデータを入力する際に独立させることもあります．しかし，「その他」が選択されるのはできるだけ例外的な場合となるように，「その他」以外の用意した選択肢を吟味することが重要です．一方で，選択肢がいたずらに多くなってしまうことは避けたほうが無難です．

　選択肢回答法は，選ぶ選択肢の数によって単数回答法と複数回答法に分けることができます．**単数回答法**は，設問に対する回答の中で1つだけを選ぶ方法です．**複数回答法**は，選ぶ選択肢の数を1つに制限せずに当てはまる選択肢をいくつでも選んでもらう方法です．設問の内容によっては，「どれも当てはまらない」という選択肢を設ける必要もあります．

　例として，私が薬局における災害時の備蓄品についての設問を作った際には，その性質上どうしても選択肢が多くなってしまったのですが，「消毒用エタノール」，「古新聞」，「ビニール袋」，「ポータブルトイレ」…etc.の中に「その他」と「備蓄品なし」という項目も作成しました．

　また，私自身は行ったことはありませんが，制限選択法といって選択できる選択肢の数を例えば3つまでにするように制限をかける方法もあります．また，さらに選択した3つの回答に対して，回答者に優先順位の高いほうから番号を付けてもらうような場合もあります．回答者にとっても調査者にとっても，かなり複雑になりますので，実際に解析するときに本当にそこまで必要なのかをよく考えて設問項目を作る必要があります．

　その他の回答法として，**VASスケール**（Visual Analogue Scale）を使う場合もあります．VASスケールは物差しのようなもので，例えば調査票に1cm間隔で目盛を振った10cmの横線を書いておき，それを回答に利用します．設問に対して線の左端は全く該当しない，また右端は100%該当するという設定で，回答者には，自分の回答に当てはまる場所に印をつけてもらいます．調査者が印の位置を測定し，データ化します．例えばVASスケールの最大値を10と指定すると，印が左から3cmの位置にあれば3，7cmならば7となります．

　また，VASスケールと似ていますが，**段階評定法**を用いる設問もあります．

私は，災害に関する調査で「あなたは自然災害に対する防災について，日ごろから意識していますか．」という設問を作成したことがありますが，回答に関しては，「非常に意識している，意識している，どちらともいえない，意識していない，全く意識していない」の5段階で用意しました．選択肢を奇数にすると，真ん中に集まりやすいのでよくないということもよく聞きますが，この調査では「どちらでもない」に集まりすぎたという印象はありませんでした．この設問で「どちらでもない」をなくしてしまうと，おそらく選択できないという回答者も現れるかもしれないので，設問の意図と回答のバランスをよく考えたうえで選択肢を作る必要があると思います．

　もう1つ，段階評定法を用いる場合に考えなければならないことは，程度の大きさを表す形容詞として何を用いるかです．先ほどの例でいうと，私は「非常に」と「全く」を使いましたが，それ以外にも，「とても」「いつも」「やや」「少し」「どちらかといえば」「ほとんど」など，多くの形容詞を使うことができます．隣り合う選択肢の距離感が同じくらいになるように設定するのが好ましいと思います．

　他にも，**数値配分法**といって，各選択肢に回答が当てはまる程度に合わせて数値を配分する方法もあります．例えば，2つの選択肢AとBがある場合に100点をそれぞれに割り振ったとすると，Aに完全に当てはまり，Bには当てはまらない場合はAに100点を割り振り，Bに0点を割り振ります．AにもBにも同等に当てはまる場合は50点ずつを割り振ります．どちらかといえばAかなと思う場合には，自分でその程度を考え，60点とか75点など，考えた数値を割り振ります．

　また，**SD法**のように，「高い−低い」や「新しい−古い」などの反対語に相当する形容詞の対を使って，ある特定の事柄に対してのイメージを5段階や7段階で評価する方法もあります．

　少しマニアックな方法として，**デルファイ法**という方法もあります．一般的なアンケート調査とは異なりますが，調査内容に対する専門家集団である参加者にアンケート調査を行い，個別に回答してもらい，得られた結果をフィードバックして他の専門家の参加者の意見を見てもらった後，再度，同じテーマについて回答してもらう方法です．この過程を何度か繰り返すことにより，最終的にある程度，回答内容が収束し，合意したとみなされるような組織的な見解を得ることを目指す方式です．一般の人ではなく，専門家集団による回答というところがキーポイントとなると思います．

10 調査票のレイアウトについて

　ここからは，調査票のレイアウトについて説明します．

　調査票の導入部分は回答者が興味を持てるような，なおかつ簡単に答えることのできる選択式で答えることのできる質問がよいと思います．少し変則的かもしれませんが，私がアンケート調査を行うときには，冒頭に「この調査にご協力いただけますか．」という質問を持ってくることがあります．回答は選択式で「調査に協力する」「調査に協力しない」の二択なのですが，ここで「協力する」を選択してくれた回答者は，その後の質問にも能動的に対応してくれる可能性が高まります．

　また，内容が関連した調査項目はできるだけまとめて配置するのがよいと思います．関連した事柄をまとめて調査されることによって，考えをあちこちに飛ばす必要がなくなり，回答者も流れの中で自然に回答しやすくなると思われます．流れが変わるときには，「ここからは〇〇についてお尋ねします．」などの一文を挟み込むと，回答者も切り替えがしやすくなるかもしれません．

　忘れてはならないのが，多くの調査で起こり得る，特定の調査対象者のみに回答してもらう質問です．例えば「あなたは，昨年，人間ドックを受けましたか．」という質問で「はい」と答えた人だけに，次の質問に答えてもらいたい場合は，次の質問の文頭に「問〇ではいと答えた方のみにお聞きします」と置いて，「いいえ」の人は答えなくてよいことを明確にします．または「はい」の人は問▽へ，「いいえ」の人は問◇へというように指示を出す場合もあります．このような回答者を質問の答えによって違う設問に割り振るような質問を**濾過質問**と呼びます．

　なお，先ほど少し言及しましたが，年齢や性別などの調査対象者の属性について記入してもらう項目は，調査票の最後のほうに配置することが一般的なようです．

11 データの種類

　調査で得られた回答は，エクセルシートなどで集計するため，コーディングによって数値データに変換します．調査票の作成時には，どのようなデータに置き換えるのかを念頭に置きながら作成していくのがよいと思います．

表10 統計データの種類

統計データの種類			
質的データ	カテゴリー変数	名義尺度	例：性別, 血液型
		順序尺度	例：徒競走の順位, がんのステージ
量的データ	連続変数	間隔尺度	例：気温, 時刻
		比尺度	例：身長, 体重

データには，以下に示した4種類のデータがあります（表10）．

1. 名義尺度データ

順序のないデータのことです．例として，性別で「男性」を1，「女性」を2とした場合や，血液型で「A型」を1，「B型」を2，「O型」を3，「AB型」を4とした場合などが挙げられます．また，「ある」を1，なしを「0」にした場合など，二値データなども名義尺度に分類されます．それぞれに優劣はなく，対等な関係のデータです．

2. 順序尺度データ

順序はあるが足し算ができないデータのことです．例えば，段階評定法やSD法（前項参照）などで得たデータもこれにあたります．その他にも，「徒競走の順位」や「がんのステージ」など，一応順序はあるものの，その間隔や程度はばらばらであるデータも順序尺度のデータとなります．

3. 間隔尺度データ

順序があり，足し算が可能であるデータのことです．「時刻」や「気温」などがこれにあたります．ただし，原点「0」に関しては無意味なデータですので，掛け算はできません．気温の1℃と2℃を比べて2℃が1℃の2倍暖かいわけではありません．また，午前6時が午前3時の2倍の時間というわけではありません．ただし，順序尺度データと違って，それぞれの数値データの間隔は一定です．

4. 比尺度データ

順序があり，基本的に掛け算が可能なデータのことです．また，原点「真

の0」があり，マイナスがなく，連続的な数値データです．最も分かりやすい例は「身長」と「体重」でしょう．また，「人数」や「金額」なども比尺度データです．

12　アンケート回答のコーディングについて

　コーディングとは，調査票の回答を数字化することです．コーディングは，統計処理するためには必須の作業です．調査票で用いた回答番号をそのまま用いることが多いですが，「1．ある」「2．ない」などの選択肢は，私の場合は言葉の意味から，後で分かりやすいように「ある」は1，「ない」は0に置き換えたりすることもあります．

　また，先ほど言及した災害を意識しているかという質問への回答で，調査票では「1．非常に意識している，2．意識している，3．どちらともいえない，4．意識していない，5．全く意識していない」の5段階で評定してもらったものを，1と2を選択した回答者を「意識している群」，3を選択した回答者を「どちらでもない群」，4と5を選択した回答者を「意識していない群」として，それぞれ1，2，3と再コーディングしたり，さらに「どちらでもない群」を「意識していない群」と一緒にし，「意識している群」と「それ以外の群（意識が低い群）」の2つの群（「1」と「2」の二値）にシンプルに再コーディングしたりする場合もあります．

　また，「その他（　）」など，（　）の中に何か回答を書き入れてもらう場合で（○▽△）と同じ回答で書かれた回答数が一定程度の量がある場合などには，最初は設定していなかった新しいコード番号を割り振ることもあります．

　回答が書かれていなかった場合はどうすればよいでしょうか．解析するときには欠損値として除外する場合もありますが，回答が書かれていないという事実には2つの場合が存在します．1つは非該当，もう1つは無回答です．非該当は回答者が答えなくてよい質問ですが，無回答の場合は，回答者が答えたくないケース，問題を見逃してしまって回答漏れになってしまうケースなどが考えられます．この場合，非該当は空白のままにしておきます．無回答も空白のままにすることもありますが，「無回答コード」として，「－8」などの普通は使わない番号を割り当てる場合もあります．割り当てる番号は使わない番号であれば「－8」でなくても，自分で決めた番号で構いません．

　さらに，回答者が調査者の意図とは違った回答，誤った回答をしてしまっ

た場合の処理はどのように考えたらよいでしょうか．このようなケースは，ざっと考えて3つくらい想定できます．1つ目は答えなくてよい質問に答えてしまった場合，つまり，先ほど説明した「濾過質問」で答えなくてよい群に振り分けられたにもかかわらず回答が記載してあった場合，2つ目は例えば「当てはまるものを1つだけ選んでください」という質問に，2つも3つも選択肢が選ばれていた場合です．そして3つ目は，結構起こりがちなことであると思うのですが，例えば「人数を記入してください」という質問に対して回答者の字が1なのか7なのかなど，判読不能な場合です．

　それぞれのケースに対して，私が行っている対処法をお話しします．1つ目に対してはとりあえずそのまま入力し，後で分析するときに除外します．2つ目に対しては，例えば1つだけ選択すべき回答で，2つの回答が選択されていた場合，つまり「2」または「3」のどちらかを回答すべきであるのに，過剰回答してしまい，「2」と「3」の両方が選択されている場合などは，回答されている通りに入力し，やはり分析するときに最終的に調査者が判断します．3つ目に関しては，全く判読不可能なら「−9」などの使わない番号を割り当てますが，「1か7か分からない」とか「0か6か分からない」など，ある程度は予測がつく数字であればそのまま入力し，やはり後で調査者が判断します．

　このような3つの場合の困った回答に対して，私が共通して行っていることがあります．具体的にいうと，困った回答を入力した欄には後から見てぱっと分かるように黄色でハイライトを付け，目立つようにしておきます．そうしておけば，入力してから時間が経ってしまった場合でも，すぐにデータ的におかしい箇所を見つけることができるからです．

13　コーディングしたデータを入力するときのコツ
　　　―実際の作業について―

　実際の入力はエクセルシートなどに行うことが多いと思いますが，このとき，起こりがちな悩みと，その場合にどう対処すればよいのかをお話ししたいと思います．実際に，私も初めて入力するときに迷った部分です．

　以下に，データ入力の手順をお話しします．

　コーディングした変数（0，1，2などの数字）と実際の回答（はい，いいえ，など）との対応が分かるように，エクセルシートにデータ入力シートの他に，変数の説明シートを作ります．このアンケートの設問との対応表を作ってお

第4章　いよいよ研究に足を踏み入れよう

問1　薬局は何年頃に建設されましたか．
1．昭和46（1971）年以前　　2．昭和47（1972）～56（1981）年
3．昭和57（1982）～平成12（2000）年　　4．平成13（2001）年以降
5．わからない

問2　あなたは自然災害に対する防災について，日ごろから意識していますか．
1．非常に意識している　　2．意識している　　3．どちらともいえない
4．意識していない　　5．全く意識していない

問3　あなたの薬局が被災するかもしれないと日ごろ意識している自然災害はなんですか．あてはまるものすべてに○をしてください．
1．地震　　2．台風　　3．大雨・洪水　　4．津波
5．竜巻・突風　　6．土砂災害
7．その他（　　　　　　　　　　　　　　　）　　8．どれもない

問4　あなたの性別を教えてください．
1．男　　2．女

問5　あなたの年齢を教えてください．
1．20～29歳　　2．30～39歳　　3．40～49歳
4．50～59歳　　5．60～69歳　　6．70歳以上

図23　実際に配った調査票

くと，問3は何の質問だったかなと思ったときなど，後から見直すときにとても便利です．

実際に私が作った変数・実際の回答対応表の例を示します．以下に示したのは，実際に配った調査票（図23）とデータを入力するための対応表（図24），そして実際に入力したシート（図25）です．

これを見ると，例えば問1に関していえば，「薬局の建築年が昭和46年以前の薬局」は回答で「1」を選んでいるはずなので，回答された「1」をエクセルシートに入力し，同じように「昭和47年から56年の薬局」は「2」，「昭和57年から平成12年の薬局」は「3」，「平成13年以降の薬局」は「4」，「建築年が分からない薬局」は「5」と回答通りの数字を入力していけばいいわけです．この入力方法は非常に分かりやすいと思います．問2も同様に入力していきます．

少し分かりにくいのが問3の入力の仕方だと思うのですが，これは複数回答に対応する入力の仕方です．回答の項目数だけエクセルの行が必要となり

85

変数	配布ID	項目名または質問内容		単位	符号および符号内容					
					0	1	2	3	4	5
配布ID	ID			--	--	--	--	--	--	--
Q1	問1	薬局建設年		年	--	S46以前	S47-56	S57-H12	H13以降	わからない
Q2	問2	自然災害に対する意識		--	--	非常に意識	意識あり	どちらでもない	意識なし	全く意識なし
Q3_1	問3	自然災害の種類	地震	--	選択なし	選択あり	--	--	--	--
Q3_2	問3	自然災害の種類	台風	--	選択なし	選択あり	--	--	--	--
Q3_3	問3	自然災害の種類	大雨・洪水	--	選択なし	選択あり	--	--	--	--
Q3_4	問3	自然災害の種類	津波	--	選択なし	選択あり	--	--	--	--
Q3_5	問3	自然災害の種類	竜巻・突風	--	選択なし	選択あり	--	--	--	--
Q3_6	問3	自然災害の種類	土砂災害	--	選択なし	選択あり	--	--	--	--
Q3_7	問3	自然災害の種類	その他	--	選択なし	選択あり	--	--	--	--
Q3_7_s	問3	自然災害の種類 実際記載された災害名		--	--	--	--	--	--	--
Q3_8	問3	自然災害の種類		--	選択なし	選択あり	--	--	--	--
Q4	問4	性別		--	--	男	女	--	--	--
Q5	問5	年齢		歳	--	20-29	30-39	40-49	50-59	60以上

図24 データの説明のためのエクセルシート

配布ID	Q1	Q2	Q3_1	Q3_2	Q3_3	Q3_4	Q3_5	Q3_6	Q3_7	Q3_7_s	Q3_8	Q4	Q5
1	1	2	1	1	1	1	1	1	1	停電	0	1	1
2	4	1	1	1	0	0	1	1	0	--	0	1	3
3	4	1	1	1	0	1	1	0	0	--	0	1	3
4	4	1	1	0	1	0	1	0	0	--	0	2	3
5	3	3	0	0	1	0	1	0	0	--	0	1	4
6	2	4	1	1	1	1	1	1	0	--	0	2	6
7	1	1	1	1	1	0	1	0	0	--	0		5
…	--	--	--	--	--	--	--	--	--		--	--	--

図25 実際にデータを入力したエクセルシート

ます．例えば，問3に対し自然災害で「地震を意識している」に○を付けた回答者のエクセルシートに入力する数字は，データ説明の対応表を見て分かるように「地震」の「選択あり」なのでQ3_1の欄に「1」と入力します．そして，もし次の選択肢である台風を選んでいなければ「台風」は「選択なし」なのでQ3_2の欄には「0」と入力します．以下，同様に入力していきます．「その他」の選択肢を選んだ回答者で（　）内に停電と書き込みがあった場合はQ3_7の欄に「1」と入力し，なおかつQ3_7_sの欄に「停電」と記入します．sの意味は私が勝手に文章を示す言葉である「sentence」の頭文字を取って分かりやすいようにしているだけなので，sでなくても，自分が分かるようにして，文字を入力する欄を設けておけば大丈夫です．

　問4，問5に関しても，問1，問2と同様に回答者が選択した数字を入力していきます．ここまでの説明で，一応調査票を作り，回答を得て，そこからデータを作ることはできると思います．回答が書かれていなかった場合や困った回答への対処に関しては，前項を参考にしてください．

　データが整えば，以降は第3章でお話しした分析を行っていくことになります．そこで何らかの結果が出れば，いよいよ学会発表や論文作成に進んでいくことになるのです．

コラム 薬剤師と公衆衛生（災害時の話を中心に）

　公衆衛生に携わる人と聞いてすぐに思い浮かぶのはやはり医師，看護師，保健師，行政の方々でしょう．おそらく，薬剤師という名前はすっとは出てこないであろうと思います．

　災害時に活躍が期待されるDMAT（災害派遣医療チーム；Disaster Medical Assistance Team）においても，そのメンバーは専門的な訓練を受けた医師，看護師，業務調整員（ロジスティクス担当）の4〜5人とされており，チームを構成する中に薬剤師という職名は明記されていません．つまり，薬剤師は公衆衛生においては少し蚊帳の外というイメージがあります．薬剤師は業務調整員の中に含まれ，医師・看護師以外の他の医療職および事務職員というカテゴリーに振り分けられます．DMATの中に薬剤師が必須として含まれていないことにちょっと落胆するとともに，寂しい思いもあります．

　しかし，業務調整員としてメンバーの一員に加わり，薬剤師が被災地に赴くと薬剤師は大きな力を発揮します．被災地には支援として多くの医薬品が送られてきます．その中の一般用医薬品（OTC医薬品）については，医師よりも薬剤師のほうが知識を持っていることが多いと思われます．また昨今，ジェネリック医薬品の普及は目を見張るものがあり，被災地でのジェネリック医薬品の取り扱いも増えています．もともとの先発医薬品名に馴染みがある医師がまだ多い中，薬剤師は先発品とジェネリック医薬品の橋渡しができ，薬剤師がすばやい判断を下すことによって，業務をよりスムーズに進行することが可能となります．

　さらに具体的な話をすると，OTC医薬品を避難所などの薬剤師の常駐していない場所に置き，被災者が自由に入手できる状態にしておくことは，副作用などの観点からも危険であるため，必ず交代制をとるなどして，現場に薬剤師を配置することが必要だと考えられます．

　いずれにしても，薬に精通している薬剤師は，支援物資である薬の仕分けに重要な役割を果たすことができることから，DMATチームの一員として欠かせない存在であることは確かだと思います．

第5章

まずは学会発表をしよう

　頑張ってデータを集め，解析をし，苦労して結果を得たら，次のステップは，学会で発表し，自分の研究の成果を参加者に知ってもらうことです．

1　学会参加で新たな知識を手に入れよう

　学会発表と聞いて，「学会なんて一度も参加したこともないし，ましてや発表なんて．」と考える方も少なからずいると思います．初めて学会に参加する場合は，発表にこだわらずに，とりあえず参加して，その雰囲気を味わうだけでもよいかもしれません．

　学会で発表する場合には，その学会の会員であることが求められます．従って，数千円から1万円程度の年会費を払う必要があります．学会に参加するだけであれば，当日に参加費さえ払えば，参加は可能です．学会は参加するだけでも大きな価値があります．何よりも，頑張って研究に取り組んでいる人がこんなにもいるのだというのを見るだけでも，刺激になります．普段の業務では経験することのできない，新鮮さを感じることができるのです．もちろん，参加費も数千円から1万円程度かかりますが，参加して損をしたと思う人はいないでしょう．

　どの学会を選んだらいいのかと迷う方もいるでしょうが，薬局薬剤師ならとりあえず王道は「日本薬剤師会学術大会」ではないでしょうか．日本全国から熱意を持った薬剤師が大勢集まります．他にも，どちらかといえばアカデミック領域の大学教員や薬学生などが多く参加する「日本薬学会年会」や，薬局薬剤師のみならず調剤事務員などの発表もある「日本薬局学会学術総会」もあります．また，がん治療，精神，アレルギーなど，その分野に特化した学会も数多くあります．どの学会を選ぶかは，各個人の持つ研究テーマに従って検討すればよいと思います．

　私は医学部の研究員をしていることもあり，薬学だけに限らず，日本公衆衛生学会総会や日本疫学会学術総会なども含め，現在までに40回以上学会

発表を行ってきましたが，参加するたびに，新しい知識を取り入れることができ，有意義な時間を過ごせたことに満足しています．

2 学会発表アラカルト

ここで学会発表について，多方面から，私が思いつくことをお話ししたいと思います．

オリンピックではないですが，「学会は参加することに意義がある」と，心の底から思います．

1. 学会発表は思ったよりハードルが低い

投稿した抄録に対して，学会査読委員による査読（審査）がありますが，論文に比較すると簡便です．「研究として成り立っていない」「倫理的審査が必要であるのに行われていない」「既存の研究で結果が自明である」などの問題がある発表は，もちろん審査段階で落とされますが，そうでない限りはアクセプトしてもらえる可能性が高いと思います．

2. 複数の論点の入った調査票を活用する

いくつかの論点が入った調査票を用いた調査は，切り口を変えて，複数のリサーチクエスチョンとして考えることが可能となります．例えば，1つの調査票から得た複数の結果を発表する機会として，複数回の学会発表を行うことも可能となります．

当然のことながら，論文の場合は，基本的に1つにまとめることのできるテーマを複数の論文に切り分けることはよくないとされています．しかし，学会発表の場合は，研究の途中段階での発表であることも多いでしょうから，論点が細かくなってしまっても許されるのではないかと思います．

3. 基本的な統計の知識は必須

単純集計（得られたデータの総数や項目ごとなどの簡単な集計）や記述統計（データの統計量（平均，分散など）を計算して分布を明らかにすること）はとても重要です．しかし，それだけではデータの解釈としては不十分です．第3章で説明しましたが，カイ二乗検定やt検定などの簡単な統計知識はやはり必要です．

4. 学会発表を土台にして論文作成に進むことができる

　私が今までに書いた論文も，すべて学会発表から発展させて，論文化に結び付けています．学会で発表したことがきっかけとなり，発表を見た先生方から，それまでの自分になかった視点からの助言を与えていただくこともあります．さらに，助言を参考にして新たに調査を追加したり，違う方法で分析し直したりしていくことで，論文化へより一歩近づく手助けとなることも多々あります．

5. 人脈を広げることができる

　自分の発表ポスターの前に立ち止まって興味を示してくれる人がいたら，積極的に声を掛け，ポスターの説明をします．もしくは相手の方から声を掛けられて，質問を受けることもあります．その後，研究に対する議論が深まる場合もありますが，時間的には足りないことがほとんどです．相手の方が自分のポスターから離れる際には，できるだけ名刺交換し，今後も繋がりを持てるようにします．それがきっかけで後日連絡が来て，その後，共同研究や新たな研究に繋がることもあります．「名刺なんて持っていないわ．」という人もいるでしょう．しかし，今の時代は，インターネット上で無料の名刺作成ソフトをダウンロードして，市販の名刺用の用紙さえ買ってくれば，自分で簡単に名刺を作ることができます．名刺を持っていない人は自分で名刺を作り，学会には必ず名刺を持っていくことをお勧めします．名刺は必須アイテムです．

6. 所属勤務機関の宣伝効果

　学会発表をするにあたり，所属勤務機関は必要です．自分が発表することで勤務薬局が研究に力を入れていることが分かります．そもそも学会発表というものにあまり興味のない薬局も，現段階では結構存在するかもしれません．しかし，これからは健康サポート薬局の要件として学会発表の実績も深く関わってくると思われるので，そんなことも言っていられなくなるとは思います．

　今後の薬局を取り巻く情勢を考えると，学会発表をしたいという薬剤師にだめだという薬局はないと思います．一説によると，学会発表の効果は数十万円の広告宣伝費にも匹敵するという話もあるくらいです．いずれにせよ，学会発表は自分自身のためにも所属機関のためにも意義があることは間違いありません．

7. 学会は情報収集の場

　発表は難しくてどうしても無理だという薬剤師でも，学会に参加することで基調講演や特別講演で薬学や薬剤師の今後の方向性や最新の話題を知ることができます．大きな学会では，ノーベル賞受賞者や著名人など，普段なかなか聞く機会のない貴重な講演を生で聴く機会が得られることがあります．これは学会参加者だけに与えられた非常に大きな特権で，大変貴重な経験となると思われます．それ以外にも，自分の興味のあるシンポジウムに参加することによって研究のヒントが得られることもあります．感銘を受けた講師の先生と接点を持つべく，自ら名刺交換を申し出で，今後連絡を取り得る関係になることも可能です．

3　私が実際に行った学会発表の研究テーマの例

　私がこれまでに行ってきた学会発表のテーマについて，いくつか下記に示します．それぞれの簡単なリサーチクエスチョンとアウトカムを導くために必要な材料（データ）について，そして実際に学会で発表した演題名についても書き記しましたので，参考にしてみてください．

①登録販売者関連のテーマ
〈リサーチクエスチョンは？〉
　登録販売者の資格を取った人の背景は？　意識は？

〈アウトカムを導く材料は？〉
　ドラッグストアで働く登録販売者へのアンケート調査

〈学会発表演題名〉
- 新創設された登録販売者の意識調査
- 登録販売者の意識調査と資格取得までの勉強時間との関係
- 資格取得後2年経過した登録販売者の意識調査
- 継続勉強の有無から見える登録販売者の背景
- 勉強時間の違いから見える登録販売者の属性
- 登録販売者として働く上での重視項目

②ジェネリック医薬品関連のテーマ

〈リサーチクエスチョンは？〉
　ジェネリック薬品を選択する人の背景は？

〈アウトカムを導く材料は？〉
　処方箋情報，患者初回アンケート

〈学会発表演題名〉
- 患者の健康保険別によるジェネリック薬品選択割合
- 患者年齢，性別によるジェネリック薬品選択割合

③薬剤師の道徳的感受性関連のテーマ

〈リサーチクエスチョンは？〉
　薬剤師の倫理観は？　その薬剤師の背景で変わるのか？

〈アウトカムを導く材料は？〉
　勤務薬剤師へのアンケート調査

〈学会発表を行った演題名〉
- 薬剤師向け道徳的感受性質問紙の検証
- 薬剤師の属性別による調剤またはOTCへの指向
- 薬剤師の属性と道徳的感受性
- 4年制薬剤師と6年制薬剤師の道徳性感受性の違い
- 薬剤師の道徳的感受性と年齢，実務経験との関連

④PMDAデータ関連のテーマ

〈リサーチクエスチョンは？〉
- 乳がんに使われるアナストロゾールとタモキシフェンの副作用の違いは？
- 一般用解熱鎮痛薬服用でのスティーブンス・ジョンソン症候群発症患者属性は？　また医師からよく処方されるロキソプロフェンではどうだろう？

〈アウトカムを導く材料は？〉
　PMDAホームページのエクセルデータ

〈学会発表を行った演題名〉
- PMDAデータを用いたアナストロゾールとタモキシフェンの副作用の比較
- ロキソプロフェンと一般用解熱鎮痛薬のスティーブンス・ジョンソン症候群発症患者属性について（PMDAデータを用いて）

　以上に挙げたのは学会発表テーマの一部ですが，どれも薬剤師の視点から見た身近なテーマばかりです．皆さんもちょっと考えれば，何かしら知りたい疑問があるのではないでしょうか．

4 学会抄録を登録する

　研究結果がまとまれば，学会発表のために，抄録投稿への流れになります．現在は，ほとんどの学会でインターネットを介して登録を受け付けています．
　いよいよ学会に抄録を投稿しようとなったときの手順についてお話しします．まずは，演題の募集要項，登録規定をきちんと読むことが必要です．
　日本薬剤師会学術大会を例に挙げると，まず応募資格として「応募者と発表者は同一人として，日本薬剤師会会員に限ります．」と記載されています．そのため，もし日本薬剤師会の会員でなければ，投稿の前に薬剤師会に入会することが必須となります．発表形式としては，口頭発表とポスター発表を選ばなければなりません．初めて発表するのでしたら，ポスター発表をお勧めします．口頭発表は多くの聴衆の目の前でプレゼンテーションを行わなければなりません．そのため，その光景を見たとたん，緊張して頭の中が真っ白になってしまうかもしれません．しかも発表時間が定められており，その間に研究の概要を説明しなければなりません．黙って考え込む時間はないのです．
　その点，ポスター発表は約1時間ポスターの前に立つ時間が設けられていて，ポスターを見に来てくれた人に説明するというスタイルです．その時間帯には，おそらくポスターの内容にもともと興味のある人が見に来てくれるので，「1対多」ではなく，「1対1」で研究に関する話が弾むのではないかと思います．きっと充実感を得られるでしょう．ポスター発表を何回か経験し，慣れてくれば，もちろん口頭発表にチャレンジしてもよいと思います．ポスター発表と口頭発表の特徴については，後でもう少し詳しく説明します．
　さらに重要なこととして，利益相反と倫理審査の確認があります．利益相

反に関しては「日本薬剤師会における学術研究に係る利益相反規定」が演題登録のホームページからダウンロードできるようになっているので，必ずよく読んで，利益相反の有無を選択します．また，2019年より「人を対象とする医学系研究」に該当する場合には，倫理審査が必須となりました．倫理については後にも述べますが，審査を受けなければならない場合は，その承認までの期間も見込んで，早めに倫理審査申請することが必要です．

　次に登録規定（2019年の日本薬剤師会学術大会の場合）を読むと，演題名は全角60文字以内，抄録本文は1000字以内，共同発表者は10名までと書かれています．もちろん1人で行った研究であれば発表者は自分だけですが，何らかの形で研究に携わってくれた人がいれば共同発表者として書き入れます．その際には，必ず本人に確認を取って，共同発表者になってもらうことを承諾してもらわなければなりませんし，抄録の内容に関しても同意を得ることが必要です．また，自分の研究への貢献度が高い人から第2共同発表者，第3共同発表者としますが，今回の研究に関し指導的な立場にあった人がいれば，共同発表者の最後に入れることが通例のようです．

　演題名は，できるだけコンパクトに自分の研究内容を表現する必要があります．私も演題名を決めるときには結構悩みますが，なるべく副題のようなものは付けないようにして（どうしても必要なときは付けますが），1行で見た目にもすっきりと，一度で頭にすっきり入ってくるような題名を心がけています．もちろん文字数を超えたら受け付けてはもらえませんので，最低限必要な情報を入れて，できるだけ文字数は少なくするに越したことはないと思います．

　抄録本文に関しては，インターネット画面にそのまま抄録を書き入れる方式なので，先にワードなどで抄録を作っておいて，後でコピーペーストして入力するほうが，直接書き入れるよりも間違いが少なく，楽だと思います．2019年の日本薬剤師会学術大会では，抄録の最大文字数が1000字までと指定されているので，それを超えてしまったら，画面上に文字数オーバーの警告が出ると思います．また，抄録登録に使えない文字を使った場合も受け付けてもらえません．文字数オーバーはもちろんNGですが，逆に文字数が極端に少ないのもNGです．文字数が少なくても受け付けてはもらえますが，体裁もよくありません．研究内容を必要以上に省略し過ぎることなく，少なくとも文字数制限の8割である800字くらいは書くべきであると思います．

　抄録内容の構造は学会によって決められているかもしれませんが，多くは

「目的」，「方法」，「結果」，「考察」です．最後に「結論」や「キーワード」を書くように求められている場合もあります．「目的」や「結論」は簡潔にまとめ，だらだらと書くことはしません．1文か2文でまとめるようにします．「方法」に関しては，文字数制限がある以上，そこまで詳細に書くことはできませんが，「研究デザイン」，「研究期間」，「研究対象者」，「調査方法」，「分析方法」などは書かなければならない内容だと思います．

　「結果」は，淡々と事実だけを書くのが原則です．時々発表者の考えや思いが「結果」の中で述べられているのを見かけることがありますが，それは「考察」の中で書くべきです．ただし「結果」と「考察」がまとめられて1つの項目になっているときはこの限りではありません．「考察」では，先ほど「結果の中で書くべきでない」と言及した「結果の解釈（主要な所見に関し，考えられる機序や説明，研究の新規性，重要性など）」を書きます．「結論」の項目が最後に設けられていれば，先ほどお話ししたように，この研究で一番言いたいことを1文にまとめます．日本薬剤師会学術大会の抄録には「結論」の項目はないので，「考察」の最後の1文を「結論」に置き換えて考えればよいと思います．

　演題は，登録した後も，締め切りまでは何度でも修正が可能です．投稿前に不備がないかを確認するのは当然ですが，間違いに気が付いたときは必ずすぐに修正しましょう．そのとき，今は時間がないからといって先延ばしにして，そのまま忘れてしまうことがよくあります．間違いを放置しないためにも，また準備万端で早めに投稿した抄録であっても，締め切りの数日前にもう一度確認することをお勧めします．助詞である「てにをは」の間違いなどのケアレスミスが見つかることもあります．また，日にちを空けてもう一度抄録を見直すと，文章表現においてより説得力があり，より理解しやすい，より良い言い回しを考えつくこともあります．内容的には同じである抄録も，文体や表現の仕方いかんで読み手に与える印象はかなり違ってきます．見直すことで気が付くことも結構あるものです．ベストな抄録の作成までは難しいでしょうが，推敲することでベターな抄録を目指してください．

　構造化された抄録の内容を図26にまとめましたので，参考にしてください．

5　口頭発表のスライド作成

　口頭発表の時間は，おそらく学会によって多少違いがありますが，7〜10

学会発表

1. 目的 → リサーチクエスチョンに相当
2. 方法
   ① 研究デザイン
   ② 研究期間
   ② 研究施設 (セッティング)
   ③ 研究対象者
   ④ 調査方法
   ⑤ 分析方法
3. 結果 → 得られた事実だけを記載
4. 考察 → 結果の解釈

図26　構造化された抄録の内容

分くらいに設定されていることが多いと思います．その後，質疑応答の時間が少し設けられています．従って，一番重要なのは時間制限内に発表を終えることができる枚数に整えることです．1枚に組み入れる内容や話をするスピードなどで多少個人差があるでしょうが，1つのスライドにつき1分程度の時間がかかると見込むと，10枚前後が適当だと思います．

　スライドの背景は，ごちゃごちゃしたデザインのものを選ぶと肝心の文字が読みづらくなってしまうので，私は結構シンプルに初期設定のままの白いスライド，もしくは淡い黄色や黄緑などの色がついているかいないかくらいの背景を使うことが多いです．文字の色は，主体となる文はやはり黒がオーソドックスで一番見やすいように思います．フォントに関しては，私は主に通常のゴシック体を使っています．丸文字風やデザイン風の奇をてらったフォントはあまりお勧めしません．ベーシックなフォントでよいと思います．

　スライドの1枚目にはタイトル，発表者名，所属機関名を入れます．タイトルはスライドの中で一番大きなフォントサイズで，後ろの席からも見やすく，興味を引くようにします．

　2枚目には，最近の学会においては必ず利益相反に関するスライドを入れるように指示があります．利益相反の表現の仕方についても，要項が記載してあるホームページに見本のスライドがダウンロードできるように設定されており，文言を自分の研究に則して変更するだけで，そのまま利用できます．自分が発表しようと思っている学会では見本が出ていなかったとしても，利益相反に関してはどこの学会のものを使っても大差はないと思います．

3枚目からは抄録に従って，「目的」「方法」「結果」「考察」「まとめ」という順番でスライドを作っていきます．各スライドのタイトルを入れる位置に「目的」などの項目見出しを入れると分かりやすいです．最後には「ご清聴ありがとうございました．」と書かれたスライドを入れるのが一般的です．

　スライドを作るにあたっての留意点は，1枚のスライドに情報を詰め込み過ぎないことです．文字が小さいと読む気が失せますし，1枚のスライドに対して1分程度の時間しか割り当てられていないので，読み切れないまま次のスライドに移ってしまうとなんとなく消化不良を起こしたような気分になります．

　文字の大きさも，最後列に座った人にもはっきり見えるように，少なくとも24ポイント以上にするように心掛けています．また，タイトル，小見出しには太字を使います．

　図を用いるときはシンプルで見やすいものにします．論文ではあまり使われませんが，数値結果によっては円グラフもよい選択だと思います．棒グラフを用いるときは，縦棒，横棒，3次元など，様々な選択肢がありますが，3次元の棒グラフはかえって見づらいので，シンプルな2次元グラフを使ったほうが無難です．

　文体に関しては，「です・ます調」ではなく「だ・である調」を用い，体言止めにできるものはできるだけ体言止めにします．体言止めした場合は，読点(．)は付けません．また，抄録のように文章を書くのではなく，箇条書きにするとスライドが見やすく，すっきりします．

　参考までに，図27に悪い例と良い例を示します．

　スライドが完成したら，必ずプレゼンテーションの練習を行います．その際，時間を計りながら行うことが大切です．思ったよりも時間がかかったり，また逆にかなり時間が余ったりということが起こり得ます．例えば，発表時間が7分であれば，6分30秒くらいから7分ちょうどに終わるのがベストです．早く終わり過ぎてしまうと，少し中身が薄い研究のように思われてしまうかもしれませんし，そうかといって時間をオーバーしてしまうと次に発表する人にも座長にも，聴衆にも迷惑をかけてしまうことになります．

　プレゼンテーションで話すスピードは，1分間で300文字くらいが適度だといわれているようです．従って，7分間の時間が与えられているのなら2000字程度の発表原稿を事前に作って，何回か自己練習してみることが大切です．もし可能なら，学会発表の何日か前に，共同発表者など，研究に携

方法（悪い例）

- 調査期間は，第1期は平成24年6月23日(土)～平成24年9月29日(土)まで，第2期は平成24年7月11日(水)～平成24年10月3日(水)まで，第3期は平成24年8月10日(金)～平成24年10月31日(水)であった．

- 対象者は40才～64才の静岡県民で原則3人1グループで参加した．第1期は42人，第2期は31人，第3期は36人であった．

×

方法（良い例）

- 調査期間
  - 第1期：平成24年6月23日(土)
  　　　～平成24年9月29日(土)
  - 第2期：平成24年7月11日(水)
  　　　～平成24年10月3日(水)
  - 第3期：平成24年8月10日(金)
  　　　～平成24年10月31日(水)

- 対象者
  - 40才～64才の静岡県民
    - 原則3人1グループで参加
    - 第1期：42人
    - 第2期：31人
    - 第3期：36人

○

図27　悪いスライドと良いスライドの例

わった人に予行演習として聞いてもらうことをお勧めします．単独発表の場合も，職場の同僚や興味を持って聞いてくれそうな人を捕まえて協力をお願いします．私の場合，どうしても自分の周りに予行演習に協力してくれる人がいなかったときには，家族にプレゼンテーションを聞いてもらい，どこが分かりにくかったか，話すスピードはどうだったかを確認しています．1人暮らしで協力者も見当たらない人は，ボイスレコーダーに録音してみて，自分で聞いてみるといいと思います．修正ポイントは分かるはずです．

　もう1つ，口頭発表に必ず含まれているものは質疑応答の時間です．予行演習に参加してもらった人に疑問点や問題点を挙げてもらうと，それと同様の質問が当日の会場からも来る可能性があります．研究の本質に関わるような問題点があれば，事前に確認し修正する必要も出てくるかもしれません．その他，重箱の隅をつつくような細かな質問に関しても予行演習で出てきたものに対しては，ある程度，回答を用意しておく必要があります．そうしておくことで心の準備もできますし，当日の緊張感も少し和らぐのではないかと思います．

6 ポスターの作成

　ポスターを作る場合，最初にポスターの構成を考えることが必要です．ポスターを貼る場所は学会側が用意してくれますが，このスペースに1枚の大きなポスターを貼るのか，それともA3用紙やA4用紙に複数枚を貼り付けて発表するのかを最初に決めなければなりません（2019年の日本薬剤師会学術大会の場合は横90cm，縦160cmと規定されています）．

　複数枚にする場合は，普通にパワーポイントでスライドを作成して，印刷を行えばよいと思います．

　1枚の大きなスライドを作る場合は，パワーポイント（2016の場合）を立ち上げて「デザイン」タブ→「スライドのサイズ」→「ユーザー設定のスライドのサイズ」を選択し，幅と高さを自分の思うように設定します．パワーポイントのバージョンが違う場合には，設定方法を確認してください．ただし，「幅」も「高さ」も最大142.24cmまでしか指定できないため，それよりも大きいスライドを作りたい場合には，縦横の比を同じにしてパワーポイントを作成し，印刷する際に，作りたいサイズで出力します．

　私が米国の公衆衛生学会でポスター発表したときは，貼り付け場所が，「幅」240cm，「高さ」120cmという日本の学会に比べるとかなり大きな場所であったので，持ち運びも考えて大きな布素材のポスター1枚を作ろうと考えました．スペースぎりぎりまでいっぱいに貼る必要はないので200cm×100cmの実物大を作ることにして，パワーポイントでは等倍にできる「幅」100cm×「高さ」50cmに設定して作成しました．この米国の学会のように，貼る場所がかなり大きい場合には1枚のポスターが適していると思います．小さな用紙で埋めるには相当な枚数を必要とするからです．日本の学会の場合は「幅」90cm，「高さ」140〜160cmが多いのではないかと思いますので，A3用紙を横に2枚，縦に5枚ぐらい並べる方法でもよいと思います．

　コスト面でいえば，1枚で大きな紙に打ち出す場合は，所属機関が特別なプリンターを持っていればコストもそれほど掛からずに簡単に作成できるでしょうが，通常は外部の業者に頼んでプリントすることになると思いますので，やはり普通のプリンターでA3用紙を複数枚打ち出して貼るほうがずっと安くなるとは思います．また，持ち運びに関しては，大きなポスターであれば折り目を付けないようにするためにポスターケースが必要になりますので，飛行機に乗る場合には機内に持ち込めるかどうかの確認が必要です．見

栄えの点ではやはり大きい1枚ポスターのほうが勝るでしょうが，学会までの道のりやコスト面など，総合的に判断して決めてください．私も今まで40回以上ポスター発表をしていますが，大きな1枚と小さな複数枚で出した回数は，ちょうど半々くらいかもしれません．

　ポスター発表で重要なのは，目を引く，読みやすいポスターを作ることです．私がポスター発表を見に行くときには，あらかじめ学会誌で抄録を，もしくは時間がないときには題名だけを読んで，興味を持ったポスターに○や付箋を付けて，そのポスターの貼り付け場所を目掛けて行きます．お目当てのポスターを見るという目的を果たした後は，とりあえず周辺をぐるっと回って何か面白そうなポスターはないかなと探すのですが，そのときに興味を引かれるのは，やはり地味で文字ばかりがたくさん並んでいるポスターではなく，図や表があり，離れたところからでも文字が見やすいポスターです．気になるポスターがあれば，近寄って内容を確認したくなります．ポスターは口演と違ってスライドがどんどん流れていってしまうわけではないので，表や図の中の数値や細かい説明が書いてあっても，興味を持つ人は必ず読んでくれると思います．人を惹きつける，遠くから一見しただけでも目を引くポスターを作成することが重要です．

　ポスター用紙の背景は，スライド同様シンプルに，白無地か淡い色の無地がよいと思います．たまに黒や紺の背景に白い文字で書かれたポスターを見かけますが，私の個人的な意見としては，目がチカチカして見づらく感じます．

　また，ポスター発表ならではの特徴として，掲示してあるポスターの下辺りにA4用紙で作成されたポスター内容の縮小版が置いてあることがあります．これは，そのポスターに興味があるのに時間がなくてじっくり見ることができないときなどに重宝します．持ち帰って，後でゆっくりと見ることができるからです．自分で縮小版を作るときは，メールアドレスなどの連絡先を記載しておくと，後に研究についての質問や詳細説明を希望する人からメールが来ることもあります．私も米国公衆衛生学会では，ポスターの縮小版に名刺をクリップで止め，クリアファイルに入れて，ポスターの脇に画びょうで止めて，数十枚置いておきましたが，自分の発表時間ではないときに訪れた研究者が持ち帰り，興味を持ってくれたようで，後で連絡が来ました．

　ポスター発表は，貼り付け時間が半日間，1日間，2日間など，学会によって違いますが，自分がポスターの前に立って説明をする時間は約1時間という学会が多く，ずっとポスターの前に張り付いているわけではありません．

従って，自分がいない間にポスターを訪れてくれた人とは直接話をすることができないわけです．そんなときにポスターの縮小版，または複数枚のポスターを作った場合には配布資料用としてA4用紙に打ち出しておくと，後で他の研究者とコミュニケーションを取ることも可能です．

7 発表当日

　発表当日は，当然のことですが，余裕を持って会場に到着するようにします．もちろんぎりぎりに到着しようと考えている人はいないと思いますが，列車が止まってしまうなどという思わぬアクシデントに巻き込まれてしまうことがあります．私が体験した例なのですが，学会当日に新幹線で人身事故が起こり，ダイヤがしばらくストップしてまったことがありました．余裕を持って自宅を出発していたものの，アナウンスを聞いたときには頭が真っ白になってしまいました．そのときはJR線に乗り換えて，何とか会場にたどり着いて事なきを得たものの，発表時間までそれほど余裕がなく冷や汗ものでした．本当は発表の前日に現地入りできると安心なのですが，仕事もあってなかなか余分に日程を取ることも難しいと思いますので，時間にはできるだけ余裕を持って出発してください．このことは私自身も肝に銘じています．

　そして当たり前ですが，家を出るときに決して忘れてはならないのが，ポスターを入れたケースや口頭発表の内容を入れたUSBなど，発表するためのツールです．私は念には念を入れてUSBは持ち運び荷物の別々の場所に2個持っていきます．ポスターは大きなものはもちろん2枚持っていくことはできませんが，USBさえ持っていれば，万が一のときにA4用紙とかA3用紙に複数枚のスライド資料を印刷して，ポスターとして貼り付けることができます．

　準備を整え，出発し，会場に着いたら，まず学会の参加受け付けをします．その後，口頭発表かポスター発表かで，それぞれの受付に行きます．口頭発表の場合は，受付が済んだら自分のスライドがきちんと動くかどうかの動作確認を受付会場に設置されたパソコンで行います．大体の場合は正常に動くのですが，まれに，パワーポイントのバージョンが違うと文字がずれてしまうことや，特殊文字を使用している場合や使っているフォントによっては文字化けすることもあるので，よく確かめる必要があります．万が一おかしなところがあれば，その場で修正します．従って，やはり早めに現地に入るこ

とが必須になります．

　ポスター発表の場合は，以前は大抵受付を行ってから貼り付けを行っていましたが，最近では，特に受付はせずに，指定されている場所に直接ポスターを持っていって作業することが多くなりました．ほとんどの学会で，貼り付け場所には，画びょうや発表者用のリボンが置いてあります．ポスターは指定時間までに貼り付けし，リボンは示説時間に，目立つところに着けるようにします．

　口頭発表の場合は，共通するテーマの発表演題ごとに会場（部屋）が与えられ，4演題～6演題ごとに1人の座長が付いて進行していきます．発表者は，その座長の受け持つ発表の中で何番目なのかをよく把握しておく必要があります．自分の発表順が一番であれば，その前のグループが進行しているときから発表予定の部屋に入っておく必要があります．たとえ前のグループとの間に5分間の休憩が取られていたとしても，前の発表が長くなってしまって休憩時間が削られてしまうこともあります．従って，発表の部屋に入る時間も余裕を持つようにします．

　もし自分の発表順が受け持ちの座長の中で最後であれば，時間だけでいえば，前の座長が担当している時間に入る必要はないかもしれませんが，私はどの順番であっても（最初でも最後でも），早めに発表場所に入り，事前に座長に今回自分の演題の座長を務めていただけることに感謝の言葉を伝えるようにしています．そうすることで，今まで全く面識のなかった座長にも自分のことを認識してもらうことができます．自分の演題の座長を務めてくれるということは，その座長も同じ分野の研究を行っている可能性があり，今後も自分の研究に助言を得ることができるなどの繋がりを持てることもあります．

　また，時間的に可能なら，会場で自分のスライドがきちんと動作するかを確認します．そのとき同時に，発表時に使用するマイクはスタンドから外して使用できるのか，それとも一体型なのかを確認したり，ポインターがあれば使い方を確認したりもします．さらに会場をぐるっと見回して，壇上に上がったときの雰囲気を心に留めておくと，実際の発表で，意外と落ち着くことができるかもしれません．

　実際の発表の流れについてお話しします．まず，遅くとも自分の発表の前の演題が始まったら，用意されている「次演者席」に座って待ちます．「次演者席」は1席だけではなく，数席用意されていることが多いので，もっと早

い段階で移動しておいてもよいと思います．私は自分の座長のグループの発表が始まったら，自分の発表順番が遅い方でも「次演者席」に移動します．そのほうが落ち着きますし，他の人の発表を近くで客観的に視聴して，話すスピードや視線の方向など，良い参考にも反面教師にもしています．

　前の演者の発表が終わったら，いよいよ自分の番です．座長が発表者（自分）の名前や所属，演題名を紹介し終わったのを合図に発表を始めます．

　発表している間，目の前のパソコンを覗き込むようにすると猫背にもなるし，聴衆から見える姿も恰好よくはありません．さらにずっと下を向いてメモ原稿を読んだり，パソコン画面にくぎ付けになったりするのもよくありません．姿勢を良くして，大きく写し出されたスライドと聴衆を交互に見ながら話をするようにします．

　また，原稿を棒読みするのではなく，自分の研究で特に聴衆に訴えたいところでは声を張るなど，メリハリのある発表にすると聴衆の心に響くかもしれません．また，手元には時間が分かるように時計が準備されていることがほとんどなので，予行演習で練習したことを思い出して，大体時間通りに終わることを心掛けるとよいと思います．口演の最後に「ご清聴ありがとうございました．」と締めくくれば，発表が終わったことが明確になります．

　学会によっては，ポスター発表でも10名程度の1グループにつき1人の座長が付き，それぞれの発表者がポスターの前に立って5分程度のプレゼンテーションを行い，2分程度の質疑応答時間が設けられている場合もあります．同時に複数のセッションが行われることが多く，会場内はどうしても騒がしくなってしまい，結構大きな声を出してプレゼンを行わないと，周りにいる聴衆全員には声が届かないような状態になることがしばしばです．自分の発表順が来たら，自分の体でポスターを隠してしまわないようにして，指示棒なども使いながら説明をします．マイクを使うことはないので，皆に聞こえるようにできるだけ大きな声で発表します．

　座長付きでないタイプのポスター発表では，1時間などの定められた間にポスターの前に立って訪れた人と話をすることになると思いますので，場合によっては，研究について深い話まですることができ，その後の交流が生まれることもあります．

　前に言及しましたが，口頭発表またはポスター発表でも座長が付いている発表に関しては，ほとんどの場合，質疑応答の時間が設けられています．予行演習のときと同様の質問が出ればしめたものですが，その場ですぐには答

えられないが，後で調べれば分かるというような質問に対しては，「調べて回答いたしますので，後ほど連絡先を教えてください．」と答えればよいと思います．

　質問だけではなく，意見やアドバイスなどが会場から出てくることもありますので，それらが自分にとって有意義であると思えば，素直にお礼を言って，それこそセッションが終わってから，相手の時間が許すようであれば，もう少し詳しく話を聞く時間を設けてもよいと思います．もしフロアからの意見が自分の考えと全く違うようであれば，時間の制約もあるでしょうが，自分の考えを分かってもらえるように説明したほうがよいと思います．その際には，必ずどのように違うのかということと，その理由を付け加えることを忘れないようにします．

　口頭発表にしてもポスター発表にしても，実際に自分自身で行うと何かしら自分の研究に興味を持ってくれる人が必ず出てきます．学会後にも繋がることのできる人も増えて，人脈形成になることは間違いありません．

第6章

そして論文作成に
―私が実際に行った研究―

　この章では，博士論文となった私の研究についてご説明します．どのような経過で最終的に英語の論文が作成できたのかを，できるだけ具体的にお話ししたいと思います．

1　患者さんの言葉に耳を傾ける
―何気ない会話からリサーチクエスチョンへ―

　薬局薬剤師であれば，誰でも毎日行っていることがあります．それは服薬指導という職務を持って，患者さんと会話することです．薬の服用方法や副作用などについて説明を行うのは当然ですが，時には話が少し膨らむこともあるでしょう．

　大学院に通っていた当時，私は神経内科の向かいにある薬局に勤めていました．その薬局には，緊張性頭痛や片頭痛を持つ多くの患者さんが処方箋を持ってやってきました．その患者さんたちと会話を交わしていると，「今日は雨降りだから頭が痛いの」「私は天気予報がわりに使われているのよ」「台風が通りすぎるまではつらいんだよね」というような，天気にまつわる話がよく出てきました．

　そのとき，次のような思いが，私の脳裏をよぎりました．「たまたま私は神経内科の近くの薬局に勤めていたので，頭痛持ちの患者さんの生の声をたくさん聴くことができた．この患者さんたちは頭痛で本当に苦しんでいるので，専門医のところまで足を運んできたのであろう．だけど，単なる頭痛で医者にかかる人がいったいどれほどいるだろうか？　自分を振り返ってみてもそうである．私も頭痛持ちではないが，年に何回かは突発的に表れる頭痛に悩まされることがある．しかし，頭痛発症時に医者に行こうと考えるだろうか？　いや，考えないだろう．家に常備している頭痛薬があればそれを飲んで済ませるだろうし，もしなければ薬局やドラッグストアに買いに行こうとするだろう」．

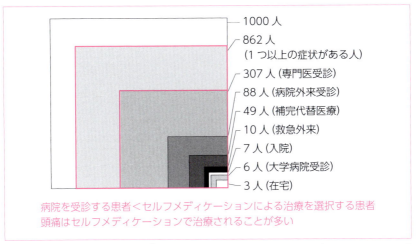

図28 体調不良とセルフメディケーション　　　　(Fukui *et al.*：2005)

表11　住民の人数を1000人に換算したときの受療行動

	2005年	2014年
1つ以上の症状	862	794
市販薬の購入	記載なし	447
補完代替医療	49	117
診療所外来受診	307	265

　そう考えた私は，病気になった人たちはどのような行動を取るのかと思い，文献を探しました．調べているうちに，2005年に発表された"The ecology of medical care in Japan"[9]という論文に行き当たりました．その論文では，1000人の人がいたら862人に1つ以上の何らかの不調があるが，そのうち病院，診療所などを受診する人は約3分の1程度しかいないことが報告されています（図28）．

　その後，約10年経って，同様の研究[10]が発表されています．10年経っても，基本的に何らかの病気を抱えたときの人々の受診に関する行動パターンはあまり変化がないようです．2005年と2014年の論文内容から，体調不良を感じた人の取る行動のうち，主なものを表11にまとめてみました．

　この研究で興味深いのは，2005年の論文では特に記載のなかったOTC医薬品（一般用医薬品）についても2014年の論文では言及されている点で

す．やはり，少しぐらいの体調不良では医者への受診はせず，症状が落ち着くまでOTC医薬品で何とかやり過ごす人が多数派であることが分かります．今後，どんどん高齢化していく社会において医療費削減が叫ばれている中，セルフメディケーションへの流れは，今の時代の必然でもあります．いずれにせよ，風邪や頭痛などの一般的にある程度の期間で治ることが予測される病気は，実態としては開業医や病院に行く人よりも，薬局やドラッグストアで薬を買う人の動向に注目したほうが病気の特性の本質をみているともいえそうです．その意味では，薬局やドラッグストアには，まだ解明されていないビッグデータという，とてつもなく大きな研究の種がいっぱい潜んでいるのではないかと思います．

2 リサーチクエスチョンを立てる
―医者に頼らず市販の薬で頭痛に対処―

　頭痛と天気の関係については，今までも俗説的に天気の悪い日は頭痛が起こるというようなことがいわれてきました．そこで私がまず行ったことは，今までに気象と頭痛の関連について書かれた論文を調べることでした．文献の調べ方については，第4章の「2　研究を始める前に」でも触れましたが，リサーチクエスチョンを立てる前に重要なことは，自分の行おうとしている研究がすでに他の誰かの手によって行われているものかどうかを調べることです．

　もし自分の立てたリサーチクエスチョンと同じ論文がすでに発表されてしまっているのであれば，せっかくの研究が徒労に終わってしまいます．ただ，同じリサーチクエスチョンでも対象者が違ったり，違った方法によって解析したりということでも，新しい論文とみなされるので，すぐに諦めてしまってはもったいないことになってしまいます．

　私の考えたリサーチクエスチョン「天気と頭痛の関連」も，先行文献を調べてみると結構な数の論文がヒットしました．ただ，それらの論文の内容をみていくと，ほとんどが医者のもとを訪れた患者とそのときの天候を調査したものでした．しかし，頭痛で医者を訪れる人は実際にはいったいどのくらいいるでしょう．先ほど紹介した2014年の論文にも示されたとおり，最初に私が思ったようにほとんどの人は我慢してしまうか，市販の頭痛薬で済ませてしまうと思います．事実，日本で行われた疫学調査において，片頭痛患者の69.4％は受診歴なしで，市販薬のみで治療している患者が56.9％だっ

たという研究があります[11].

そこで私は，医療機関を受診する患者ではなく，頭痛薬の購入者に目を付けました．リサーチクエスチョンは，「天気が悪くなると頭痛が起きるとすれば，頭痛薬は天気が悪くなるときに売れるのか？」です．

3 参考文献を集める

リサーチクエスチョンが定まったところで，先行文献，参考文献をさらに詳細に調べることが必要となります．なぜなら，私がこれから行おうとしている研究と対比する必要があるからです．もちろん，似たような設定の論文（この研究の場合は天気が悪くなると頭痛が発症するというリサーチクエスチョン）はたくさんありましたが，結論に到達するまでの方法が違っていたり，研究対象が違っていたりすれば，新たな研究を行う価値は十分にあります．

私もこの研究を進めていく前に，先行文献を一生懸命調べました．すべてではありませんが，表12に私が調べた主な先行研究をまとめました．

表12　気象と頭痛の関連

文献	n数[注19]	気象と頭痛（痛み）との関連
Jamison et al. 1995	558	寒さ，湿気
Alstadhaug et al. 2005	169	明るい，日差しの強い時期
Villeneuve et al. 2006	4,039	気象（霧，雪，雨，雷，気圧，風力，湿度）との関連なし
Mukamal et al. 2009	7,054	高い外気温，低気圧
Connelly et al. 2010	25	湿度，降水
Ozeki et al. 2015	数万	気圧低下，降水量，平均湿度，最小湿度の上昇

上記のように先行研究では気象と頭痛との関連は多岐にわたる．
病院を受診する患者を対象としN数は小さい

売上データ（数万人）≒頭痛の発症（医療機関を受診しない患者）

本研究では天候悪化時に，ロキソプロフェンの購入が増加，つまり頭痛が発症していることが明らかになった．

注19：サンプル数（標本数）

表の一番下に私の研究を書き加えてありますが，ここで示した先行研究はすべて病院や医院を訪れた患者を対象としています．先ほども述べたように，頭痛でわざわざ受診する患者はどちらかといえば少数派で，実際にはほとんどが家で寝たり，安静にしたりして，頭痛が過ぎ去るのを待つ人や，市販薬を購入して頭痛を抑えようとする人であり，そのような対処が実態に即しているといえると思います．この表から分かるように，病院や診療所を訪れる人数は相対的に少なく，n数は多くても数千人程度です．それに比べて，ロキソプロフェンの売り上げは，箱単位で数万箱，錠数単位であれば数十万錠にものぼります．いわゆるビッグデータということになります．

　先行研究では，このようなビッグデータを活用したものはなく，私の研究が初めてであることが分かりました．また，先行研究の結果をみると，表12に示したように気象と頭痛の関連は「ない」としている論文もあれば，「寒さ」としている論文もあれば，「高い外気温」としている論文もあるなど，一貫していません．このようにして，先行研究を精査した結果，この研究は「頭痛と天候の関連」をみる新たな研究として行う意義があることが分かりました．

4 方法を考える

　研究を進めていく価値があることが分かったところで，今度は方法を考えなければなりません．まず，頭痛薬と一口にいっても，市販の頭痛薬は数十種類あります．いったいどの頭痛薬を対象として選んだらよいのでしょうか．

　私が真っ先に思い付いたのは，第一類医薬品のロキソプロフェン（商品名：ロキソニンS）でした．ロキソプロフェンは，2011年1月からスイッチOTC薬として薬局やドラッグストアで販売され始めました．私が調査を行った時期は2011年4月～2012年3月で，ロキソプロフェンが売り出されて数か月のときでした．市販されるや否や，その知名度の高さから鎮痛剤としての売り上げは目を見張るものがあり，現在もそれは変わっていません．

　さらに，ロキソプロフェンには対象として選択するにあたって大きな利点がありました．それは，第一類医薬品だったことです．第一類医薬品は，薬剤師が説明書を用いて対面販売をしなければなりません．また，当時はセール品として安く売られることもなかったので，安いときにまとめて買っておこうなど，値段によって購入の動機が左右されないことにもなります．従って，他の頭痛薬に比較して，痛みの発症がそのままダイレクトに販売に繋が

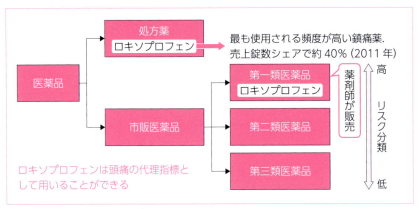

図29　処方薬とセルフメディケーション

ると考えられました．薬剤師が対面販売することで，確実に販売数を把握することもできます．また，医師の処方薬としても2011年の売上シェアが約40%で，最も使用される頻度が高い鎮痛薬であり，一度は処方してもらったことがあるという購入者も多く，その様々な特性を考慮すると，ロキソプロフェンは対象薬品として最もふさわしいと考えることができました（図29）．

この研究を行おうとしていたときは，前にもお話ししたように，私は神経内科の向かいの薬局に勤めていたのですが，同時に大きなドラッグストアチェーンの一員でもあったので，膨大な数の市販薬の販売数を把握することができました．実際，その当時，1年間のロキソプロフェンの販売数はチェーン店すべてを合わせると，数十万錠にも上っていました．今話題のビックデータというわけです．

対象薬品が決まったところで，今度はロキソプロフェンの販売数と天気との関連をどのように調べるかです．そのときに思い付いたのが気象庁のデータです．気象庁のホームページでは毎日気象情報が更新されていますし，過去データも見ることができます．しかも，無償のデータです．使わない手はありません．

ロキソプロフェンの販売数の動きは，1年間にわたって調べることにしました．従って，それに対応する気象状況を調べます．調査する気象の変数は，降水量，平均気圧，平均湿度，最小湿度，平均気温，最低気温，最高気温，日照時間です．

とりあえず，毎日のロキソプロフェンの販売数をグラフに表してみました

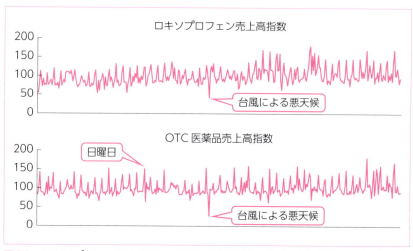

図30 ロキソプロフェンとOTC医薬品売上高の動き（年平均を100としたグラフ）

（図30の上の図）．ここで私は重大なことに気が付きました．雨の日は売り上げがぐんと落ち，逆に日曜，祝日がぐんと伸びるのです．従って，このロキソプロフェンの販売数の生データは，このままでは解析には使えないことが分かりました．

補正を行うにあたってどうしたらよいのか考えました．そこで，他の市販薬の売り上げの動きを見てみることにしました（図30の下の図）．するとどうでしょう．やはり雨の日は売り上げが落ち，日曜祝日は売り上げが伸びています．これは補正に使えるのではと思いました．特に顕著であったのが，平成23年9月21日のとても大きな台風が上陸した日です．ロキソプロフェンの売り上げも，他の市販の医薬品の売り上げもかなり下がっているのがグラフから見てとれます．これは利用できるのではないかと思いました．つまり，曜日（休日，平日），降雨，セールなどによる薬剤販売の変動を調整するため，一般用医薬品売上高におけるロキソプロフェン売上高割合を算出して，それを変数として使おうと思ったのです．実際にグラフにして表したのが図31です．

台風が直撃した9月21日のロキソプロフェンの売上高割合指数（日毎のロキソプロフェンの売上高÷日毎のOTC医薬品売上高×100：年平均を100とする指数に変換）は，補正すると高くなっています．これならば変数として

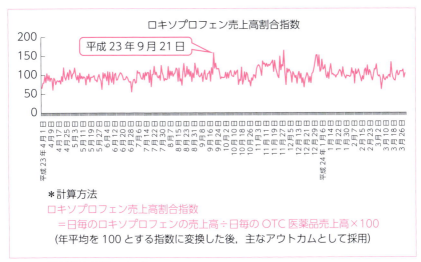

図31 統計量を調整したグラフ
曜日（休日，平日），降雨，セール等による薬剤販売の変動を調整するためOTC医薬品売上高におけるロキソプロフェン売上高割合を算出

使えると確信しました．いよいよロキソプロフェンの売上高割合指数（図32）と気象庁の情報（図33）を使うということで，データの準備が整いました．

5 分析を行う

ここからいよいよ分析を行っていきます．

その前に，まずは記述統計です．前にもお話ししましたが，記述統計はすべての統計の基本となり，最も重要な情報です．なぜなら，記述統計を眺めることによって，なんとなく研究の全体像がぼやっと浮かび上がってくるからです．分析についてもどう行っていくかは，まず記述統計を行ってからでなくては決めることはできません．

この研究では，データとして，ロキソプロフェンの1年間の毎日の売り上げ，OTC医薬品の1年間の毎日の売り上げ，そして対象時期1年間の気象に関する値（降水量，平均気圧，平均湿度，最小湿度，平均気温，最低気温，最高気温，日照時間）を使っています．

方法の説明の中で，目的変数は「ロキソプロフェンの売上高割合指数」（日毎のロキソプロフェンの売上高÷日毎のOTC医薬品売上高×100：年平均

```
[対象店舗]：A県B市を中心とするドラッグストアチェーンの店舗
[対象期間]：2011年4月から2012年3月
[売上データ]：①OTC医薬品の売上高        ┐→ ロキソプロフェン
              ②ロキソプロフェン(OTC)の売上高 ┘   売上高割合の算出

(通年の平均値を100としてそれぞれ日毎に指数化)

＊売上データはドラッグストアのPOS (point of sales) データを使用
  POSデータには,「いつ」「どの店で」「どの商品が」「いくらで」「何個」
  売れたのかという情報が含まれる．「誰が」という情報は含まれない．
```

図32　データ1(ロキソプロフェンの売上高割合指数)

```
[気象因子]
(B市の気象庁特別地域気象観測所)
降水量，平均気圧，平均湿度，最小湿度，平均気温，最低気温，最高気温，日照時間
2011年4月から2012年3月までの1年間のデータ
```

図33　データ2(気象庁の情報)

を100とする指数に変換)を使うべきであるという根拠を導き出すために，収集したデータの「ロキソプロフェンの1年間の毎日の売り上げ」，「OTC医薬品の1年間の毎日の売り上げ」についての記述統計を用いました．そのことを簡単に示すと，表13のようになります．

この表をみると，「ロキソプロフェンの売上高指数」と「OTC医薬品の売上高指数」がどちらも日曜日および祝日で高く(ロキソプロフェン126.1とOTC医薬品127.1)，雨の日で低くなっている(ロキソプロフェン94.8とOTC医薬品94.7)ことが分かります．つまり，社会経済的な要因で，このように2つの売り上げが同じような値を示していると考えられます．

そこで，「ロキソプロフェンの売上高割合指数」を計算すると，その社会経済的な要因の影響が相殺されて，日曜日，祝日，平日，降水なし，降水ありの値がすべて，平均値の100に近づきました．この「ロキソプロフェンの売上高指数」と「OTC医薬品の売上高指数」の動きというものは記述統計で分かったことであり，それを念頭に置いて，何とか社会経済的な要因を補正する手立てはないものかを考えて，「ロキソプロフェンの売上高とOTC医薬品の売上高の割合」を目的変数に用いる方法を導き出したのです．

表13 収集したデータの記述統計

ロキソプロフェン，OTC医薬品の売上高指数，ロキソプロフェン売上高割合指数の基本属性

	売上高指数		ロキソプロフェン売上高割合指数
	ロキソプロフェン	OTC医薬品	
平均	100	100	100
標準偏差	21.5	19.4	16.2
中央値	96.2	95.2	98.6
最大値	178.7	181.4	162.3
最小値	42.5	26.9	54.9
日祝 (平均)	126.1	127.1	100.0
平日(月〜土) (平均)	94.2	93.3	100.1
降水なし (平均)	102.2	102.2	99.6
降水あり (平均)	94.8	94.7	100.9

ロキソプロフェン売上高指数，OTC医薬品売上高指数は日祝日で高く，雨の日は低かったが，ロキソプロフェン売上高割合を用いることによってその変動は無視できるほど小さくなった．

そもそも研究を開始したときは，集めたデータはロキソプロフェンの売り上げだけであり，OTC医薬品の売上データは収集していませんでした．しかし，ロキソプロフェンの売上データを眺めると，日曜日と祝日が高く，雨の日は低いことが一目瞭然だったのです．従って，天候との関連をみるにあたって，このままの生データでは分析に使うことができないことが分かり，OTC医薬品全体の売り上げを調べればもしかしたら，ロキソプロフェンと同じような動きをするかもしれないと思い，追加でデータを収集することにしました．その後のいきさつは前述したとおりです．

もう1つのデータは，気象因子のデータです．これは気象庁のホームページから拾い上げることができます．**表14**は1年間の気象データの基本属性を示しています．赤色で示した平成23年9月21日は，台風によるまれにみる悪天候で平均気圧が最小値を示し，降水量が最大値を示しました．方法のところのグラフでも示したように，この日はとても外出しようと思うような日ではなく，できれば家でおとなしくしていたいと思う日で，ロキソプロフェン，OTC医薬品ともに売り上げが，がくんと落ちています．これも記述統

表14　気象因子の基本属性

	平均気圧 (hPa)	降水量 (mm)	平均気温 (℃)	最高気温 (℃)	最低気温 (℃)	平均湿度 (%)	最低湿度 (%)	日照時間 (h)
平均	1010.5	5.3	16.3	20.7	12.8	71.2	52.8	6.2
標準偏差	6.6	15.9	8.1	8.2	8.3	15.3	17.8	4.3
中央値	1010.4	0.0	16.9	21.4	13.3	72.0	51.0	7.3
最大値	1024.2	154.5	30.2	36.7	26.9	98	95	13.8
最小値	985.9	0	0.3	3.3	-2.8	28	12	0

色：台風による悪天候（平成23年9月21日）

計を見比べることによって容易に分かります．ロキソプロフェンの売り上げに関しこのままの生データを使ってしまったら，私の検証したかった仮説，ロキソプロフェンの売り上げを頭痛の発症と考えると，「天気が悪いときに頭痛が発生する」とは逆の結果となっています．つまり「悪天候の日なのにロキソプロフェンが売れていない」，従って「天気の悪いときは頭痛が発症しない」となってしまいます．しかし，補正をすればきちんと検証したい仮説をフォローするような結果になっています．ここからも，いかに記述統計が重要であるかが分かると思います．記述統計を一通り見終わったところで，いよいよ統計分析に移りたいと思います．

　この研究の説明変数（気象因子），目的変数（ロキソプロフェン売上高割合指数）はともに数値であるので，分析には回帰分析が適していると思いました．第3章でも説明しましたが，回帰分析とは2つのデータ間に相関がある場合，ある測定値y（目的変数）を別の測定値xから予測できるということを用いる分析です．$y=ax+b$は，中学1年生のときに最初に習う関数である一次関数で，xとyが直線の関係で表すことのできる関数として，ほとんどの人が覚えていると思います．

　この研究では，目的変数であるyは「ロキソプロフェンの売上高割合指数」であり，説明変数であるxは気象因子です．また，この研究で用いた「ロキソプロフェンが売れた当日の気象因子」xは8つで，降水量x_1，平均気圧x_2，平均湿度x_3，最小湿度x_4，平均気温x_5，最低気温x_6，最高気温x_7，日照時間x_8とします．

　さらに，もう1つ別の説明変数としての気象因子x'を「ロキソプロフェンが売れた前日から当日にかけての気象因子の変化量」と定め，分析を行いま

第6章　そして論文作成に―私が実際に行った研究―

した．説明変数であるそれぞれの8つの気象因子の変化量を降水量x'_1，平均気圧x'_2，平均湿度x'_3，最小湿度x'_4，平均気温x'_5，最低気温x'_6，最高気温x'_7，日照時間x'_8とします．

　気象因子の場合は，その性質上どうしても第3章の重回帰分析の項で説明した多重共線性が相互にあると思われるため，多変量解析（重回帰分析）で気圧や降水量などのいくつかの気象因子を1つの式に投入するのではなく，1つ1つの気象因子とロキソプロフェン売上高割合の関連をみることにしました．

　つまり，式で簡単に表すと，説明変数x_1からx_8は，

　　y（ロキソプロフェン売上高割合指数）＝$a_1 x_1$（降水量）＋b_1
　　y（ロキソプロフェン売上高割合指数）＝$a_2 x_2$（平均気圧）＋b_2
　　y（ロキソプロフェン売上高割合指数）＝$a_3 x_3$（平均湿度）＋b_3
　　y（ロキソプロフェン売上高割合指数）＝$a_4 x_4$（最小湿度）＋b_4
　　y（ロキソプロフェン売上高割合指数）＝$a_5 x_5$（平均気温）＋b_5
　　y（ロキソプロフェン売上高割合指数）＝$a_6 x_6$（最低気温）＋b_6
　　y（ロキソプロフェン売上高割合指数）＝$a_7 x_7$（最高気温）＋b_7
　　y（ロキソプロフェン売上高割合指数）＝$a_8 x_8$（日照時間）＋b_8

　説明変数x'_1からx'_8は，

　　y（ロキソプロフェン売上高割合指数）＝$a'_1 x'_1$（降水量の変化量）＋b'_1
　　y（ロキソプロフェン売上高割合指数）＝$a'_2 x'_2$（平均気圧の変化量）＋b'_2
　　y（ロキソプロフェン売上高割合指数）＝$a'_3 x'_3$（平均湿度の変化量）＋b'_3
　　y（ロキソプロフェン売上高割合指数）＝$a'_4 x'_4$（最小湿度の変化量）＋b'_4
　　y（ロキソプロフェン売上高割合指数）＝$a'_5 x'_5$（平均気温の変化量）＋b'_5
　　y（ロキソプロフェン売上高割合指数）＝$a'_6 x'_6$（最低気温の変化量）＋b'_6
　　y（ロキソプロフェン売上高割合指数）＝$a'_7 x'_7$（最高気温の変化量）＋b'_7
　　y（ロキソプロフェン売上高割合指数）＝$a'_8 x'_8$（日照時間の変化量）＋b'_8

となります．これらはすべて単回帰分析です．

　そして，説明変数x'である「前日から当日への気象因子の変化量」を用いたモデルに対して，共変量として「購入当日の前後2週間の平均気温の単純移動平均」と「購入当日の前後2週間の平均降水量の単純移動平均」を加えて分析したモデルも作りました．なぜその2つを加えたかというと，季節の影響をある程度取り除きたかったからです．日本には四季があり，また梅雨という時期も存在します．夏と冬では気温にかなりの差があるので，購入日だ

けをピンポイントでみると，季節の影響はみることができません．「購入当日の前後2週間の平均気温」を解析に加えることによって，1か月ほどの季節の移り変わりに関する影響もみることができます．また，「購入当日の前後2週間の平均降水量」も共変量に入れることによって，降水量が多くなる梅雨の時期の影響も考慮に入れることができます．

式で表すと，以下のようになります．

y(ロキソプロフェン売上高割合指数)＝$a''_1 x'_1$(降水量の変化量)
　　＋$a''_9 x_9$(購入当日の前後2週間の平均気温の単純移動平均)
　　＋$a''_{10} x_{10}$(購入当日の前後2週間の平均降水量の単純移動平均)＋b''_1

y(ロキソプロフェン売上高割合指数)＝$a''_2 x'_2$(平均気圧の変化量)
　　＋$a''_9 x_9$(購入当日の前後2週間の平均気温の単純移動平均)
　　＋$a''_{10} x_{10}$(購入当日の前後2週間の平均降水量の単純移動平均)＋b''_2

y(ロキソプロフェン売上高割合指数)＝$a''_3 x'_3$(平均湿度の変化量)
　　＋$a''_9 x_9$(購入当日の前後2週間の平均気温の単純移動平均)
　　＋$a''_{10} x_{10}$(購入当日の前後2週間の平均降水量の単純移動平均)＋b''_3

y(ロキソプロフェン売上高割合指数)＝$a''_4 x'_4$(最小湿度の変化量)
　　＋$a''_9 x_9$(購入当日の前後2週間の平均気温の単純移動平均)
　　＋$a''_{10} x_{10}$(購入当日の前後2週間の平均降水量の単純移動平均)＋b''_4

y(ロキソプロフェン売上高割合指数)＝$a''_5 x'_5$(平均気温の変化量)
　　＋$a''_9 x_9$(購入当日の前後2週間の平均気温の単純移動平均)
　　＋$a''_{10} x_{10}$(購入当日の前後2週間の平均降水量の単純移動平均)＋b''_5

y(ロキソプロフェン売上高割合指数)＝$a''_6 x'_6$(最低気温の変化量)
　　＋$a''_9 x_9$(購入当日の前後2週間の平均気温の単純移動平均)
　　＋$a''_{10} x_{10}$(購入当日の前後2週間の平均降水量の単純移動平均)＋b''_6

y(ロキソプロフェン売上高割合指数)＝$a''_7 x'_7$(最高気温の変化量)
　　＋$a''_9 x_9$(購入当日の前後2週間の平均気温の単純移動平均)
　　＋$a''_{10} x_{10}$(購入当日の前後2週間の平均降水量の単純移動平均)＋b''_7

y(ロキソプロフェン売上高割合指数)＝$a''_8 x'_8$(日照時間の変化量)
　　＋$a''_9 x_9$(購入当日の前後2週間の平均気温の単純移動平均)
　　＋$a''_{10} x_{10}$(購入当日の前後2週間の平均降水量の単純移動平均)＋b''_8

- 単回帰分析 (モデル 1)
  目的変数：ロキソプロフェン売上高割合指数
  説明変数：ロキソプロフェン売上当日の各気象因子

- 単回帰分析 (モデル 2)
  目的変数：ロキソプロフェン売上高割合指数
  説明変数：ロキソプロフェン売上前日から当日に向けての各気象因子の変化量

- 重回帰分析 (モデル 3)
  目的変数：ロキソプロフェン売上高割合指数
  説明変数：ロキソプロフェン売上前日から当日に向けての各気象因子の変化量
  共 変 量：購入当日の前後 2 週間の平均気温の単純移動平均
  　　　　　購入当日の前後 2 週間の平均降水量の単純移動平均

分析ソフト　JMP (バージョン 10)

図34　分析に使用した3つのモデル

たくさんの式を書きましたが，よく見ると単純で，決して難しい式ではありません．さらに，この3つのモデル（図34）を用いて分析を行いました．
すべて目的変数はロキソプロフェン売上高割合指数であり，同じです．

6 研究の結果

　前項で説明した回帰分析を用いて解析した結果を表15に示します．この結果が，私の研究でのメインの結果となります．
　この結果から，ロキソプロフェンの売上高割合が有意に大きかったのは，売り上げ当日の降水量が多かったとき，日照時間が短かったとき，気温が低かったとき，また売り上げ前日から当日にかけての平均気圧が低下した場合，降水量，平均湿度，最小湿度が上昇した場合でした．この表の中で示されている標準化回帰係数（β）は，説明変数および目的変数それぞれを平均値＝0，分散＝1に標準化（正規化）した値から算出される回帰係数のことです．先ほど説明した$y=ax+b$のaにあたる部分になります．通常，それぞれの説明変数について，例えばcmからmなど単位を変えると，その説明変数に対する回帰係数は1/100となりますので，単位が違うもの同士の説明変数の比較はできません．しかし，標準化回帰係数を用いると係数同士の比較ができます．従って，表の説明変数である降水量や平均気圧などの単位はそ

表15 回帰分析による解析結果
ロキソプロフェン売上高割合についての購入当日の気象因子と前日からの当日の気象因子の変化量の回帰分析

	モデル1		モデル2		モデル3	
	当日の気象因子 標準化回帰係数（β）	p	前日からの気象因子の変化量 標準化回帰係数（β）	p	前日からの気象因子の変化量 標準化回帰係数（β）	p
降水量	0.166	0.002	0.158	0.002	0.158	0.002
最高気温	−0.123	0.018	0.022	0.676	0.022	0.679
日照時間	−0.114	0.030	0.019	0.712	0.020	0.708
平均気温	−0.104	0.047	0.064	0.220	0.064	0.221
最低気温	−0.085	0.103	0.074	0.156	0.075	0.152
平均気圧	0.085	0.103	−0.115	0.027	−0.114	0.029
最小湿度	0.064	0.219	0.111	0.034	0.111	0.034
平均湿度	0.039	0.462	0.152	0.004	0.151	0.004

＊モデル3は平均気温と平均降水量の前後2週間の移動平均を季節変動の因子で調整
ロキソプロフェン売上高割合が有意に大きかったのは，平均気圧が低下した場合，降水量，平均湿度，最小湿度が上昇した場合であった．
(標準化回帰係数（β）の符号の（＋）は正の関連，（−）は負の関連を示している．赤字で示した数値はすべてp＜0.05であり，有意である.)

れぞれ違うものの，目的変数への影響を比べることができます（例えばモデル1，モデル2，モデル3すべてにおいて降水量の影響が大きいことが分かります）．

また，今回の研究では，メインの結果以外にも補足としての調査が必要でした．なぜなら，この研究ではロキソプロフェンの売り上げを頭痛の発症の代理指標としましたが，実際に購入者が頭痛のためにロキソプロフェンを購入しているかどうかが分からないからです．そこで，ロキソプロフェンの購入者の服用目的を把握するため，1週間という期間で，対象薬局でロキソプロフェンを購入した人すべてにアンケート調査を行いました．その結果，多くの人は頭痛が原因でロキソプロフェンを購入していることが分かりました．頭痛以外の主な購入理由としては，生理痛や歯痛などの気候の影響をあまり受けないと思われる症状で占められていました．その結果が表16とな

表16　ロキソプロフェンの購入時の症状（複数回答）

	n	%
頭痛	372	55.5
生理痛	176	26.3
歯痛	87	13.0
腰痛	67	10.0
肩こり	44	6.6
関節痛	32	4.8
悪寒・発熱	31	4.6
筋肉痛	26	3.9
神経痛	14	2.1
打撲・骨折・捻挫・その他のケガの痛み	12	1.8
咽頭痛	11	1.6
耳痛	2	0.3
その他	17	2.5

ロキソプロフェンの購入理由となった症状の過半数は頭痛であった．

表17　ロキソプロフェンの購入理由

	n	%
現在症状が出ているため	432	65.3
現在症状はないが数日内に症状が起こる予感があるため	91	13.8
上記に当てはまらないが予備として持っていたいため	127	19.2
その他	12	1.8

備蓄薬としてではなく症状の発生に伴った購入が約8割を占めた．

ります．

　もう1つ把握しておかなければならないことは，頭痛の発症でロキソプロフェンを買いに来たのか，それともストックとして手元に持っておきたいために買いに来たのかということです．こちらに関しても調査を行ったところ，**表17**に示したように，大半の人が頭痛発症の直前または直後に購入しており，ストックとして購入した人の割合は2割弱でした．

　これで結果が出揃いました．

> **コラム　薬剤師と患者さん**

　薬剤師にとって，患者さんは偉大な情報提供者だなと思うことがあります．本来は，薬剤師が患者さんに情報を提供すべき立場のはずです．ところが，患者さんと気心が知れてくると，ある意味でその立場が逆転することがしばしばあります．

　例えば，自分が病気になったときのことを考えると，どこのお医者さんを選択するかというのは重要な問題です．そんなときに，患者さんが実体験から情報提供してくれます．これまでに診療を受けた複数のドクターの印象，腕の良さや人当たりの良さをエピソードを交えて具体的に教えてくれます．

　患者さんが「あなたとか身近な人が病気になったら絶対あの先生に診てもらいなさいよ」と，ドクターの太鼓判を押してくれるのです．この情報は，これからどこのドクターで診療を受ければいいのか迷っている私にとってはとても有用です．いくら世間の噂であそこのドクターはすごく評判がいいと言われていたとしても，実際に診療を受けた患者さんの情報に勝るものはないと思われます．

　また，自分の病状や受けた検査などについて，とても詳しく話してくれる患者さんも薬剤師にとっては有り難い情報提供者です．長年，薬剤師として服薬指導していても，今までに一度も聞いたことのないようなまれな病気の患者さんに遭遇することがあります．あまり病気について突っ込んで聞くのは憚られるような気もして，恐る恐る患者さんの様子を伺いながら聞いてみると，意外にも詳しく病気の経過について話してくださって，とても勉強になることがあります．その病気についての検査法や治療法についても，薬剤師がすべてを把握しているわけもなく，患者さんの話を聞くまで知らなかったことも意外とあります．

　現在は，インターネットで検索すればある程度の情報はいつでも得ることはできますが，患者さんは時に「自分の病気」という特定分野において異常に詳しく，ネットでは知ることのできない貴重な情報の提供者となり，薬剤師にとって先生ともなり得るのです．

第7章

論文を構成する
― 私の研究を例に交えて ―

　研究結果を得たら，いよいよ論文執筆に着手します．ここからは，論文構成の一般論に私の研究を交えてお話ししたいと思います．

1　論文の構成

　論文は通常，タイトル，著者情報，抄録，キーワード，緒言，方法，結果，考察，謝辞，引用文献の順で書かれています．それぞれについて，どのように書いていけばよいのか，そして私は実際にどのように書いたのかを簡単に説明していきます．

1. タイトル

　タイトルはまさに論文の顔です．タイトルで読者をいかに惹きつけるかは，とても重要なことです．できるだけコンパクトに，論文の内容を的確に表現することが求められます．

　私も，博士論文のタイトルを付ける際には随分考えました．考えた末に，簡潔に一番言いたい論文の中身を伝えるという意味で"Weather and headache onset（天候と頭痛の発症）"というタイトルにしました．単語（名詞）を2つ並べることでインパクトを持たせたのです．その後に副題として，薬剤の売り上げを使った研究であることを知らせるため，主題を補う形で"a large-scale study of headache medicine purchases（頭痛薬の売り上げを用いた大規模研究）"と付けました．このタイトルを見れば大体どんな研究か想像してもらうことができ，興味を持つ研究者に届くのではないかと思いました．

2. ランニングタイトル

　雑誌によっては，タイトルをもっと短くしたランニングタイトルを求められる場合もあります．文字数制限があり，コンパクトに論文のエッセンスだけを表します．

3. 著者情報

　著者名や所属先など，著者（自分）に関する情報を書きます．その他に学位や職位を記入する場合もあります．また，論文そのものには掲載されないことが多いと思いますが責任著者（コレスポンディング・オーサー）（ほとんどの場合第一著者（筆頭著者，つまりは自分）の連絡先（住所，電話番号，FAX番号，メールアドレスなど））もジャーナルに伝えることは必須です．

　共著者がいる場合には，貢献度の高い人から第二著者，第三著者としていくのが一般的なようです．私の論文に関しても，そのような観点で共著者の先生方の順番を決めています．ただし，最後に名前を連ねる著者に関しては，行った研究に対して指導的な立場にある人を持ってくるのが一般的なようです．研究室でいえば，教授がその立場になろうかと思います．

4. 抄録

　抄録は，一言でいえば論文のダイジェスト版です．英語論文では200単語〜350単語くらい，日本語論文では500〜1000字くらいで，それぞれのジャーナルによって何語までにまとめなさいと指示されているので，それに従い，論文の内容の要点を短くまとめます．多くのジャーナルでは，構造化抄録として目的，方法，結果，結論などに項目立てが決められているので，そのとおりに記載していきます．

　それほど多くはないとは思いますが，特に構造化の指示のないジャーナルもあります．その場合でも，構造化された抄録と同様の内容と順序で記載するほうが分かりやすいと思います．私が博士論文を投稿したジャーナルには，目的，方法などの項目立ての指示がなかったのですが，構造化抄録と同じように，背景，目的，方法，結果，結論の順で記述しました．

5. キーワード

　キーワードは，論文の内容を表すいくつかの単語を提示します．抄録の最後の行に記載されることが多いと思います．ジャーナルごとで何語までと上限数が規定されています．日本の雑誌でも英文雑誌でも5〜6個くらいのところが多いのではないかと思いますが，できるだけ上限いっぱいまで入れるようにします．第三者が文献検索をする際に，自分の論文で提示したキーワードが入力されれば，関連論文としてヒットすることになります．私の博士論文では，Headache onset（頭痛の発症），Weather（天候），Low pressure

(低気圧),Medicine sales（薬の売上）,Loxoprofen（ロキソプロフェン），Self-medication（セルフメディケーション）の6つの語句を選びました．

6. 緒言

　緒言は，まえがきにあたる部分です．英語の論文ではintroductionと呼ばれていることが多いですが，introductionという項目立てがなく，いきなり始まるタイプのジャーナルもあります．緒言は，研究の背景や目的を記載する場所で，自分の研究がいかに新奇性を持っているか，有意義なものであるかを示すために，同じ領域の先行文献に言及し，それらの先行文献では明らかになっていないことで，自分が明らかにしたことを示す部分です．

　ほとんどの研究において，全く自分が新たに開拓したという研究はまずないと思われます．何らかの似たような先行研究は，文献を探っていくと必ず出てくるものです．しかし，例えば米国では行われているが日本ではまだ行われていない研究も，立派な研究として成り立ちます．人種が違うと米国の結果とは異なった結果になる場合もありますし，似通った結果になる場合もあります．この場合，米国で行われた研究は必ず引用し，言及しなければなりません．

　また，緒言では軽く先行文献に触れて，後で説明する考察でもう一度しっかり言及するという書き方もあると思います．整理すると，緒言とは，課題を提示し，論点を洗い出し，先行文献を調べ，その先行文献でどこまでが明らかとなっており，どこが明らかでないのかを示し，自分はその明らかになっていない部分のどこを明らかにしたのかを記載する場所です．緒言の書きぶりで，同じ分野の研究者たちが興味を持ってくれるかが決まるのではないかと思います．私の博士論文に関しては，頭痛薬の売り上げを頭痛の発症とみなし，ビッグデータを取り扱ったことが新奇性に値するのではないかと思います．

7. 方法

　次に方法です．文字通り研究の方法を示す部分です．具体的には，対象者，観察項目，測定方法，分析方法などを示します．現在では，ほとんどの研究が当てはまると思いますが，倫理審査の承認が必要な研究であれば，それに対する言及が必要です．

　方法で重要なのは再現性があるか，つまり同じ条件下でその研究を行えば

誰がやっても同じになるということです．一時期，不正論文問題で再現性が問題となりましたが，実際には人を対象とした研究で全くの再現性を求めるのは不可能です．私の博士論文にしても当時の1年間のロキソプロフェンの売り上げを再現しろといっても無理な話です．ただ，方法を明確に書くことによって，同じ手法を取ればおそらく同じような結果が出るであろうということはいえると思います．その際に必ず記載すべきことは，研究期間，研究を行った場所，対象者，対象者の抽出方法，調査方法，研究の手順・内容，測定方法，分析方法などです．これらは実際に自分が行ったことなので，それに忠実に記載していけば漏れはないと思います．リサーチクエスチョンの作り方のところで説明したPICO（PECO）に従って記載していくと分かりやすいかもしれません．

　倫理審査が必要な研究の場合は，方法の最後で研究実施を承認した倫理審査委員会の名称，承認番号などを記載します．論文によっては，倫理の部分は別の項目立てになっている場合もあります．

8．結果

　結果には，得られた事実のみを記載します．私が大学院生のときに口を酸っぱくしていわれたのが，「結果」には余計なことは書かず，純粋に得られた事実だけを書くようにしなさいということでした．結果について，つい何らかの解釈を加えたくなってしまうのですが，ぐっと我慢して，解釈については次の「考察」で記載します．結果では，読者に分かりやすくするために図表を使うことも多いです．その場合，図表中に示された数値に関しては，本文中で，過度に（二重に）説明しないように注意します．

　結果の中で「表1（最初に載せる表）」は，対象が人であれば，性や年齢など，対象者の属性を示す表を載せます．つまりは記述統計にあたる表です．私の博士論文の中での表1はロキソプロフェンの売り上げとOTC医薬品の売り上げ，またOTC医薬品の中でのロキソプロフェンの売り上げ割合の年間の平均を100としたうえでの最大値，最小値，中央値，標準偏差，平日売り上げ，日祝売り上げ，雨の日の売り上げ，雨の日以外の売り上げを載せています（第6章の「5　分析を行う」の項参照）．つまり，この研究の一番基礎となる医薬品の売り上げの動向を示しています．その後，一般的には，表2，表3で実際にどのような統計方法を使って，どのような結果が導き出されたかということを示していきます．

その場合，必ずシンプルな結果から示していくのがセオリーです．1つの表に2つ以上のことを記載していく場合の回帰分析の例を挙げると，基本的にモデル1が単変量解析，モデル2，モデル3とモデルの番号が大きくなっていくほど共変量の数が多くなっていくような印象があります．

　私の博士論文では回帰分析を使っていますが，まず，降水量，気圧，日照時間，湿度などの単一の気象因子それぞれとロキソプロフェン売上高割合の関連をみています．つまり，モデル1（売り上げ当日の気象との関連），モデル2（売り上げ前日から当日にかけての気象の変化との関連）は単変量解析です．そして，モデル3では売り上げ当日の前後14日間の平均気温と降水量を季節の変化を表す共変量として入れて多変量解析を行っています（第6章の「6　研究の結果」の項参照）．この際も多変量解析をモデル1とすることはありません．シンプルな分析方法を使用した結果から，より複雑な分析方法を使用した結果へという流れで記載します．

● 表の作成

　結果では，すべてを文章で書き表すことはほとんどなく，図表も併せて使うのが普通です．私自身は今までに図を使ったことは1回しかなく，ほとんどは表を使って結果を示しています．図や写真を用いて表現するのはおそらく臨床系の雑誌であり，疫学の研究を発表しようと考えている薬剤師であれば，表を使って結果を示すことが多いのではないかと思います．

　表の利点は，狭いスペースでも，コンパクトにその論文の言いたい結果を表現できることです．文章でだらだらと結果を書き綴っても，読者には内容がなかなか頭に入ってきません．そこで，表を使って，結果のエッセンスを視覚的に分かりやすく伝えます．先行研究などの論文を検索するときに，私が最初に読むところは抄録ですが，次に重点的にみるところは結果の中の表です．そこに著者が論文で言いたかった結果のエッセンスが詰まっているからです．

　ここからは，実際に表を作成する際の注意点を説明したいと思います．私が論文を書く際に初めて表作りに取り組んだときに驚いたのが，表はかなりシンプルに書かなければならないということです．図35に示した2つの表を見てみましょう．

　私は論文を書く前までは，表といえば左側のようにすべてを線で囲うものと思っていました．しかし，ジャーナルによって多少の違いはあるかもしれ

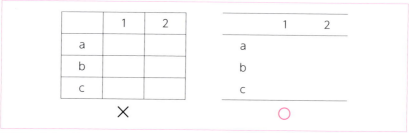

図35　論文で使われる表の形式

ませんが，基本的に，左に示したような表は見たことがありません．論文で使われる表は，右に示したような横線のみのシンプルなものが一般的です．横線もすべて書くわけではなく，表頭部分の区切りと表を閉じるための最後の線だけ，つまり3本の横線だけで構成されています．表作成は「横線3本でシンプルに」と覚えておくとよいかもしれません．

　また，表の中で略語を使用した場合は，必ず脚注でその旨を説明する必要があります．例えば，95％信頼区間（英語では95％Confidence interval）を表頭で95％CIと表現した場合は，必ず脚注で「95％CI：95％confidence interval」のように説明する必要があります．また，第6章「6　研究の結果」の項で説明した博士論文の「ロキソプロフェン売上高割合についての購入当日の気象因子と前日からの当日の気象因子の変化量の回帰分析」の表を見ると分かるように（表15参照），脚注に「モデル3は平均気温と平均降水量の前後2週間の移動平均を季節変動の因子で調整」と記載してあります．このように，表を見ただけでは分からない情報は，必ず表のすぐ下に脚注を書き加えるようにします．

● 図の作成

　図についても少し触れます．私自身は論文にあまり図を用いることはないのですが，学会発表でのポスター発表や口頭発表ではビジュアルに訴える必要性があるので，よく使用します．主な図の種類について説明します．

・円グラフ

　合計が100％となる項目の比較に用いられます（図36）．項目数が多くなり過ぎると，煩雑な感じになってしまいます．

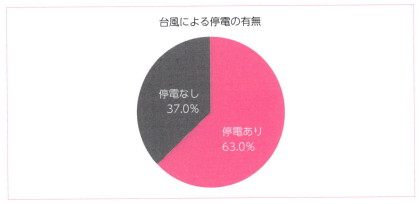

図36　円グラフの例

- 棒グラフ

　最も一般的に用いられるグラフなのではないかと思います．項目数が多くても対応できます．また，円グラフと違って，複数回答を足したときに100%を超えた場合でも表現することができます．棒グラフには横棒と縦棒がありますが，項目名が長いときは，縦棒だと重なり合ってしまうため，横棒のほうがよいと思います（図37，38）．

- 折れ線グラフ

　時系列，経年変化を表すときに用います（図39）．

- ヒストグラム

　分布を表すときに用います（図40）．棒グラフのように隙間は空けずに，それぞれの棒を密着させて表示します．

　他にも帯グラフ，散布図，箱ひげ図などがありますが，初めて学会発表や論文に向けて準備する薬剤師であれば，上記のグラフだけでも十分対応できるのではないかと思います．現在では，エクセルの作図機能を使用すれば大抵のグラフは簡単に描けます．

　最後に，図を描くうえで注意しなければならないことをお話しします．それは軸の目盛に関してです．数字の桁数が大き過ぎたり，不要な小数点以下の数字があったりすると大変見にくいです．従って，例えば縦目盛の十万人

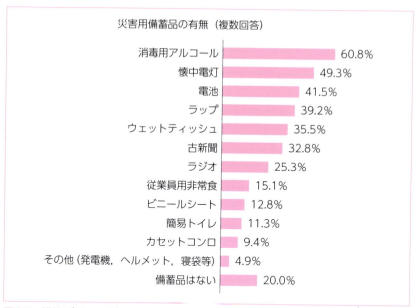

図37　横棒グラフの例

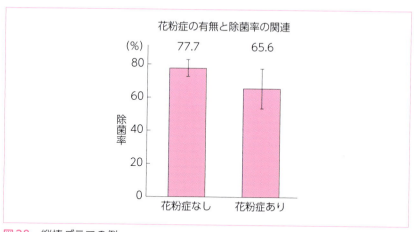

図38　縦棒グラフの例

は100000(人)ではなく10(万人)とします．また，不要な小数点以下の0という数字は削除します．図41を参考にしてください．

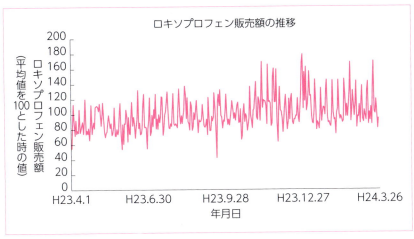

図39　折れ線グラフの例

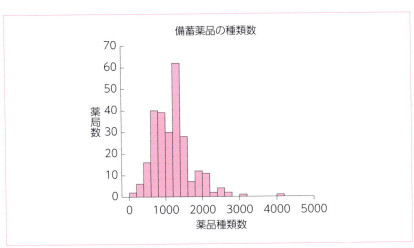

図40　ヒストグラムの例

9. 考察および研究の限界

　ここからいよいよ考察です．考察では，結果に対する解釈などを記載します．具体的には，研究の目的を達成できたかどうかや，その研究で新しく発見したことの重要性や先行研究との違いや同一性などに言及します．

　研究の限界について記載することも必要です．どんな研究でもすべてのバイアスは取り除くことはできないので，限界のない研究は存在しないと思います．従って，限界についてどれだけ対処したか，もしくは今回の研究では

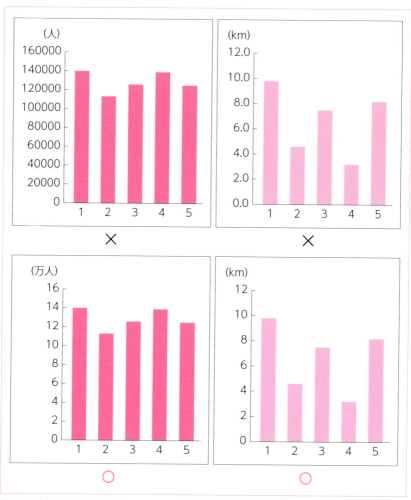

図41 軸の目盛の書き方

どうしてもバイアスの対処ができなかった場合は，今後の研究を続けていく中で対処していく方針を述べることが必要です．

また，後からではどうしても対処できない限界に対しては，少なくともその限界は対処できずに残っていることを論文中で明らかにする必要があると思います．対処できない限界があったとしても，そこは他の部分の結果で補うことができたり，結果に応用性があったりと，論文に価値があれば，掲載されるものであると思います．

第7章 論文を構成する—私の研究を例に交えて—

　論文がアクセプトされるか否かは，考察の書きぶりによるところが大きいと思います．いかに査読者が納得してくれる考察が書けるかどうかが鍵です．考察で一番言わなければならないことは「研究の新奇性」，つまり世界で初めて行った研究であるということです．世界で初めてというのは，今までに全く手が付けられていなかった研究という意味ではありません．たとえ今までに結論が同じである先行研究があったとしても，そこにたどり着くまでの手法が違うだけでも，世界で初めてのことなのです．

　また，今までに分かっている結果にプラスアルファで，これも分かりましたということでも大丈夫です．つまり，分かっている結果が大きな山だったとすると，その頂上に石を置くことでもよいわけです．海外ではこういう結果が出ているが日本ではまだ行われていない研究で，日本で行ってみたら海外とは違う結果になったということもあるかもしれません．私の場合も，考察の第1行目は "To our knowledge, this is the first large study to clarify the relationship between weather and the onset and aggravation of headache using self-medication data.（私たちの知るところによると，これはセルフメディケーションデータを使った天候と頭痛の発症，悪化をみた初めての大規模研究です．）" と書きました．このように考察の冒頭の数行で，この論文の中で私の一番言いたいことが伝わるようにします．

　さらに，先行研究との違いや同一性などにも言及しています．多くの先行文献で対象としている，頭痛で医者を受診する人はむしろ少数派で，大半の人はセルフメディケーションで治療している，すなわち市販の頭痛薬を使用していることを説明したうえで，この論文では，頭痛薬の売り上げを用いて，より一般的な頭痛患者の動向に近い状態をみていることがキーポイントです．

　なぜ天候が崩れると頭痛が発症するのかという機序に関しても，先行文献[12]を用いて説明しました．それを簡単に表したのが図42です．

　つまり，気圧が低下することによって交感神経の活動が賦活化されることで，いろいろな経路を辿り，痛みへと繋がることを示しました．

　次に，研究の限界に関してご説明します．研究の限界とそれに対する対処を述べることは論文の中でのウェイトも大きいと思いますので，私の博士論文を例に少し詳しく書きたいと思います．

　私の研究には，主な限界が4つありました（図43）．1つ目はロキソプロフェンの売り上げイコール頭痛の発症とはできないことです．なぜなら，ロ

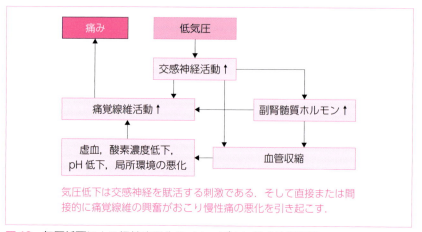

図42 気圧低下による慢性痛悪化のメカニズムに関する説明図
参考：佐藤 純：気象変化による慢性痛悪化のメカニズム．日生気誌 2003；40（4）：219-224．

- 売上データのみからはロキソプロフェンの服用目的を把握できない→購入目的調査により頭痛が 55.5％．大半の購入が頭痛発症の直前または直後の購入
- 社会環境的な理由（休日，降雨，セール等）に基づく購入の影響→OTC 医薬品売上高におけるロキソプロフェン売上高割合を用いて補正
- ロキソプロフェン以外の鎮痛剤の売り上げ→他の鎮痛剤は第一類医薬品ではないため，バーゲンセールによる安売りが行われ，頭痛の発症と関連のない経済的な因子が購入の動機となりやすい
- 本研究の対象地域がA県西部である→調査したドラッグストアチェーンはこの地域での占有率が高いが頭痛薬の購入の全体像を明らかにするには更なる調査が必要

図43 私の研究における4つの限界

キソプロフェンは頭痛だけでなく生理痛や発熱のために購入する人もいると思われるからです．そこで，購入理由と購入のタイミングの調査が必要となり，実際に頭痛が起こったときに購入している人が多いという裏付けを探ることになりました．そして，実際に行った調査結果で，仮定したことをほぼ検証することができました．

　2つ目は，社会環境的な理由で売り上げが上下してしまうことです．つまり，平日に比べて休日は車を出してくれる家族がいるから買い物に行こうとか，普段は忙しくて買い物に行けないので休日にまとめ買いしてしまおうなどの理由から，休日の売り上げは平日よりも必然的に高くなります．また，

セール時にも客足は伸びます．逆に，雨が降っているとどうしても出かけるのが億劫になってしまい，雨の日の売り上げは落ちます．台風が来ているときならなおさらです．外出が危険とされることもあるかもしれません．

　この社会環境的要因はロキソプロフェンの売り上げにも大きく影響するので，何とか補正しなければなりません．そこで考えたのが，OTC医薬品全般もロキソプロフェンの売り上げと同じような動きをするのではないだろうかということです．実際に2つの売り上げの属性を比べてみると，休日や雨の日は同じような値を示しています．そこで浮かび上がったのが，この2つの売り上げの比を取ることです．これで完全に補正できたとはいえませんが，ある程度補正ができていることは結果で示した表（第6章表13参照）からも分かります．比を使ったことは我ながらよいアイディアであったと思っていますし，「限界に対して対処しました」といえる根拠となったと思います．

　3つ目は，ロキソプロフェン以外の鎮痛薬の売り上げを考慮していないことです．頭痛に使う薬はロキソプロフェンだけではありません．ぱっと頭に浮かぶだけでも，バファリンやイブなど，様々な商品があります．ただ，これらの薬はセールで値下げして売られることがあるなど，経済的な因子が売り上げに影響を与えることが考えられます．当時，ロキソプロフェンは第一類医薬品として発売されたばかりで，安売りされることはありませんでした．さらに，薬剤師の対面販売が必要ということから，購入動機を把握しやすいという利点もありました．1つ目の限界で用いたインタビュー調査でも，それは明らかとなっています．

　4つ目の限界は，本研究の調査地域が限定されていることです．本来は全国のドラッグストアの売り上げと気象の関連をみることができれば，もっと説得力があるでしょうが，それは現実には難しいことです．ただ，私が調査したドラッグストアはその地域を代表するドラッグストアであり，そこで発行しているポイントカードから，顧客の占有率がかなり高いことが分かっています．しかしながら，今後地域を広げて調査していくことが重要であることに言及しています．

　以上のように，研究の限界に対しては1つ1つ丁寧に対応していくことが重要です．

　考察は，研究の妥当性と意義という重要な点を述べる部分であり，書き方に関しては観察的疫学研究報告の質改善（STROBE：Strengthening the Reporting of Observational Studies in Epidemiology[13]）のための声明で，以

下のように記載されています．
　①研究目的に関しての鍵となる結果を要約する．
　②潜在的なバイアスや精度の問題を考慮して，研究の限界を議論する．潜在的なバイアスの方向性と大きさを議論する．
　③目的，限界，解析の多重性（multiplicity），同様の研究で得られた結果やその他の関連するエビデンスを考慮し，慎重で総合的な結果の解釈を記載する．
　④研究結果の一般化可能性（外的妥当性［external validity］）を議論する．
　これらを網羅することは難しいと思いますが，できる限り考慮する必要があります．私の研究も，この声明にできる限り近づけるよう考察を記載しました．
　最後に結論として，もう一度アピールポイントである「頭痛発症を頭痛薬の売り上げと考え，ビックデータを用いた研究」であることを述べ，さらに公衆衛生的な意義である事前に天候を知ることでの頭痛への心構えや対処の可能性について言及し，論文を締めくくりました．

10．謝辞

　謝辞は，研究を行うにあたって協力してくれた人や論文執筆に助言をくれた人（共著者になってもらうほどではないが，論文作成にあたって協力してくれた人）などに対する感謝の意を表する部分です．該当者がいれば，もちろん書くことになります．

　私の博士論文では，"We thank the drugstores and individuals that provided the data for this study."と記載し，データを提供してくれたドラッグストアとアンケートに回答してくれたロキソプロフェンの購入者に対し感謝の言葉を述べました．

11．引用文献

　論文の本文や図表で引用した文献は，必ず最後にまとめて記載しなければなりません．記載する情報はジャーナル（雑誌）の論文の場合は，著者，論文の題名，ジャーナル名，刊行年，巻（号），掲載ページです．情報の記載順は自分が投稿するジャーナルによって違いますので，そのジャーナルの投稿規定をよく確認してください．書籍から引用する場合や，あまり多くはありませんが，インターネットのホームページから引用する場合もあるかもし

れません．ホームページからの引用はアクセスした日時も必要になります．それらの引用情報の書き方についても投稿規定に詳しく書かれているので，必ず確認し，規定に合わせます．

2 利益相反への言及

　利益相反に関しては学会発表のところでも説明しましたが，論文でも利益相反に関する記載が必要です．利益相反がなかったとしても，「ない」ということを明確に書く必要があります．

3 倫理的配慮

　近年，特に厳しく問われているのが，倫理的事項の遵守です．疫学研究に関しては，厚性労働省のホームページ「研究に関する指針について」の「人を対象とする医学系研究に関する倫理指針（https://www.mhlw.go.jp/stf/seisakunitsuite/bunya/hokabunya/kenkyujigyou/i-kenkyu/index.html）に詳しい内容が書いてあるので，必ず熟読し，倫理審査を受けるための書類を書いて倫理審査委員会の承認を受けてください．この中には，インフォームド・コンセント[注20]やオプトアウトなど[注21]についても詳しく書かれています．オプトアウトは私がピロリ菌除菌の論文を書いたときに使った方法で，薬局薬剤師の研究でも使う可能性がある方法だと思います．

　倫理的配慮に関しては，論文内で必ず述べる必要があり，倫理審査委員会の承認状況を記載します．

注20：研究者が対象者に十分な説明をしたうえで対象者が研究に参加することを同意すること．

注21：臨床研究を実施する際には，基本的には，対象者（患者）に文書もしくは口頭で説明し，同意を得なければならない．しかし，臨床研究のうち，対象者の侵襲や介入もなく，診療情報等の情報のみを用いる研究などについては，対象者1人ずつから直接同意を得る代わりに，研究の目的を含めて，研究の実施についての情報を対象者に公開することで同意を得たとみなすこともできる．その場合，対象者に対して情報を拒否の機会を保障することが必要とされている．このような手法を「オプトアウト」という．

4 英文雑誌に投稿する場合

　英文雑誌に投稿する際に忘れてはならないのが，英文の校正をネイティブスピーカーに依頼することです．投稿規定にもネイティブチェックを義務づけているところがほとんどです．知り合いにネイティブスピーカーがいればチェックを依頼してもよいのではと思う方も，もしかしたらいらっしゃるかもしれませんが，学会発表ならまだしも，論文の場合は近所に住んでいる知り合いのネイティブに頼むわけにはいきません．やはり研究マインドをしっかり持ったネイティブの校正者のいる，英文校正サービス会社に依頼すべきです．金額は会社によって多少違いますが，各社のホームページを見れば料金設定が明記されています．

　通常の手順からすると，英文雑誌に投稿する前に，おそらく日本語で論文を書いてから英訳すると思います．手間を省こうと思えば，日本文をそのまま英文校正サービス会社に丸投げしてすべて英訳してもらうという方法もありますが，自分で訳してから，それを校正してもらうことをお勧めします．なぜなら，日本語で書かれた内容のまま英訳を依頼すると，日本語の微妙なニュアンスをくみ取ってもらえず，明らかにおかしな英訳が戻ってくることがあるからです．その場合，結局，自分の意図とは違う英訳になっていることをもう一度説明しなければならず，二度手間になってしまいます．まして金額も校正と翻訳では数倍の差があります．なにより自分で英文に訳すことで，ぐっと英語の力がつくと思います．これから英文雑誌に頑張って投稿してみようと思う方は，ぜひ自分で翻訳してみてください．

5 どこから論文を書き始めるべきか

　私自身は，事実を淡々と記述できる「方法」，「結果」から書いていくのが一番よいと思います．なぜならば，書かなければならないことが決まっているので，迷いがないからです．結果が出ないうちに論文を書き始める人はいないでしょうから，論文を書こうと思ったときには図表もある程度は溜まっているかと思います．私の場合もそうですが，きっと試行錯誤しながらいろいろな解析をたくさん行ったに違いありません．そう考えると，そのたくさんある図表の中からどの表を選んでいくかということが論文を書く始まりになるかもしれません．図表の数はジャーナルごとに上限が決められているの

で，それに従います．たくさん作ったから全部載せたいというわけにはいきません．どの図表を使えば興味を持つ読者に効果的に伝わるかを考えることは，その著者の腕の見せどころにもなると思います．

　論文に載せたい図表が決まったら，その結果に従って論文を書き進めていけばよいわけです．方法は，自分の行ってきた手順通りに漏れがないように書いていけばよいので，淡々と書き進めていくことができます．

　方法，結果が書き終わったら，かなり推敲する必要性があり，書くのに時間がかかる緒言，考察と進めていけばよいと思います．緒言と考察では，どちらも先行文献を多用することになります．先行文献を読み込んで自分の研究との関連を示し，それによって自分の研究の新奇性をアピールしなければなりません．緒言で言及した目的に対し，考察で呼応する形になると思いますので，どちらかを先に書き上げてからもう一方に進むというよりは，同時進行で執筆してもよいと思います．私自身は，まず結果を書いてから方法に進み，同時進行で緒言と考察を書いています．

コラム　隙間時間を活用する

　私は，よく友人や知り合いから，いったい，いつ研究する時間があるのかと聞かれます．自分でも，フルタイムの仕事をしながら，大学院に通い，今までに行ってきた研究を振り返ると，アトランタオリンピックで2大会連続のメダルを取ったマラソンの有森選手の「自分で自分をほめてあげたい」という言葉を，恥ずかしながら自分にも贈ってもいいのではないかなと感じています．

　以前に比べて睡眠時間が減ったのは確かですが，自分でも結構有意義に使えるなと思う時間帯が朝，仕事に行く前の時間です．実際，夜に行った仕事量と同じくらいの仕事量を，朝だと半分くらいの時間でこなせることがあります．夜，眠たいなあと思いつつ統計分析を行っているよりも，睡眠を取り，朝早く起きて，新たな気持ちで数値が入力されたシートをみると，思うようにいかなかった解析も，新たなアイディアが浮かんできて，結構いい結果に繋がることもあります．

　それと，お勧めなのが車を運転しているときに英語の勉強をすることです．もちろん，車を運転しない方には当てはまりませんが，英語のCDを聞いたり，ちょうどラジオ英会話を放送している時間帯に運転していれば，それを聞いたりもできます．また自分1人の空間なので，CDに合わせて声に出して練習しても，誰にも迷惑をかけることはありません．

　「なぜ英語の勉強？」と思う方もいるでしょうが，論文を書くにあたって，もちろん最初のターゲットは日本の雑誌でしょうが，ゆくゆくは英文誌に載せたいというのが願いではないでしょうか？　海外での学会発表を目標とする方もいらっしゃると思います．そのときに必要となるのは，やはり英語力です．

　継続は力なりで，1日ほんの15分間の「英語への曝露（疫学研究に携わりたいという方も多いでしょうから，あえて曝露といわせていただきます）」であっても，1年間続ければ合計90時間を超えます．それによって，思いがけないくらい英語力を伸ばすことに繋がるかもしれません．

　2018年11月，私はサンディエゴで行われた米国公衆衛生学会でポスター発表を行いました．たった5日間の滞在でしたが，得ることはとても多かったです．その中で自分でも不思議に思ったのが，滞在初日から5日間で自分の英語力が格段に伸びたと感じたことです．1日中，英語のシャワーを浴び続ければ，たとえ5日間でもその曝露の力を実感できる．このことは，自分の中ではとても大きな発見でした．

第8章

論文を投稿する
―アクセプトまでの流れ―

1 どの雑誌に投稿すべきか

　一通り論文が書けたら，次に考えることは投稿先です．最初に考えるのは日本の雑誌に投稿するか，つまり日本語で投稿するか，もしくは海外の雑誌に投稿するか，つまり英語で投稿するかということだと思います．

　私は医大の博士課程を修了するためにどうしても海外の雑誌にアクセプトしてもらう必要がありましたが，初めて投稿するならやはり日本の雑誌を選ぶのが順当ではないかと思います．実際，私も英語の博士論文を書く前に1本，日本語の論文を書いています．やはり，いきなり英語で論文を書くよりも，まずは日本語で論文の投稿の「いろは」，つまり「お作法」を学んでからと思ったからです．「投稿のお作法」については後述します．

　日本の雑誌に投稿することに決めたとして，どこに投稿すればよいのでしょうか？　第5章で学会発表について説明しましたが，論文作成の手順として，まず学会で発表し，その後，論文化するというパターンが一般的ではないかと思います（もちろん学会発表なしでいきなり論文化する研究者もいるとは思いますが…）．もし学会で発表した後で論文化して投稿するのならば，その発表した学会が発行している学会誌が投稿先として真っ先に候補に挙がると思います．例えば日本薬剤師会学術大会で発表したなら，日本薬剤師会雑誌を狙ってもいいわけです．

　私が医大の博士課程に入って最初に書いた論文は，この本の中でも紹介しましたが，静岡県健康増進プログラムをテーマにしたものでした．共著者に行政の方もいたので「厚生の指標」という雑誌を選びました．行政関係者も多く投稿している雑誌です．雑誌を選ぶ際には，何より自分の研究テーマがその雑誌の趣旨に沿っていることが一番大きいと思います．

　世界の研究者に自分の研究を発信したいのであれば，やはり英語で書く必要があると思います．英語の雑誌を選ぶ際に，おそらく誰もが目安としているのが**インパクトファクター**でしょう．インパクトファクターとは，雑誌

（ジャーナル）の中の論文が，一定期間内に他の論文からどれだけ引用されたかを示した値のことです．例えば，インパクトファクターが3だとしたら，そのジャーナルの中の論文が一定期間内に平均で3回，引用されたことを示します．つまり，インパクトファクターが高い雑誌は，研究者の興味を引く重要な論文が多く掲載されていることになります．誰もが知っているNatureやLancetなどのインパクトファクターは約50もあります．しかし，まだ自分が一端の研究者と名乗るには日が浅いということであれば，インパクトファクターはそれこそ1でも0.5でもあれば御の字だと思います．インパクトファクターが0の雑誌も多々あります．

　自分のことを例に挙げると，論文が完成して，最初に論文を投稿するジャーナルを決める際には，少し高望みですが，3～4くらいのインパクトファクターを持つジャーナルへの掲載を目指して投稿をしています．あくまでも自分流のやり方ですが，投稿したジャーナルでリジェクト（論文を掲載することはできない）となってしまったら，少し低めのインパクトファクターのジャーナルを探します．それでもリジェクトだったら，もう少し低めのジャーナルに投稿するということを試みています（結構リジェクトされているのです…）．もちろん，自分の研究テーマに合致したジャーナルであることが大前提です．

2　論文投稿時のお作法チェックと論文内容の再チェック

　前章で引用文献を説明する際にも少し触れましたが，論文投稿前にはそのジャーナルの投稿規定を必ず読み，自分の論文を規定通りに合わせます．医大の院生時代に「ジャーナルにはそれぞれのお作法があるので，それに逆らったら絶対アクセプトはしてもらえない．」と教えられました．つまり，「お作法」とは，投稿規定に書かれている通りに論文を書きなさいというジャーナルの指示です．

　論文には，原著論文の他に総説論文やレター，速報など，いくつか種類がありますが，やはり原著論文での掲載を目指すのが王道でしょう．ジャーナルの投稿規定では，本文のワード数，抄録のワード数，行間，参考文献の引用形式，参考文献，ファイル形式（Word/LaTeX/PDF）などが細かく指示されています．例えば，英語論文の場合ですが，本文のワード数は7000語まで，抄録のワード数は300語まで，行間は1.5行など，細かく定められて

います．また，参考文献1つをとっても，本文中で示すときに角括弧で[1]と示したり，上付き文字の1で示したりとジャーナルによってまちまちです．論文の最後に配置される引用文献の書き方も，ジャーナルによって違いがあります．

　原稿の構成については，前章でも説明しましたが，ジャーナルによって若干の相違があります．原著論文は基本的にはタイトル，キーワード，抄録（アブストラクト），緒言（イントロダクション），方法，結果，考察，結論，謝辞，引用文献で構成されています．それらが規定通りに網羅されているかを確認します．

　また，重要なことは，一通り論文を読んでみて，文章は自然で読みやすいかということです．「です・ます調」か「だ・である調」のスタイルが統一されているか，論理の流れはおかしくないか，分かりやすいか，適切な語句が選択されているかを確認します．また，誤字・脱字チェックや，英語論文の場合はスペルチェックも欠かせません．

　図表についても，投稿規定通りに準備をします．ファイルサイズ，色，見出しラベル，表タイトル，グラフの凡例などはジャーナルによって違います．前章でもお話ししましたが，私が最初に表の作成で失敗したのは，すべてを枠線で囲ってしまった表を作ったことでした．ジャーナルにもよりますが，多くのジャーナルの表では外枠を囲ってしまうことはなく，縦線も入れないことが普通です．これも何本か論文を投稿していくうちに身についてきます．また，細かいことですが，表中の数字の記入の仕方1つをとってもジャーナルごとに特徴があるので，投稿する予定のジャーナルの中で最近掲載された論文を少なくとも3本くらいは読んでおくことが必須です．そこで使用されている図表を見て，その書き方をお手本にして同じように書くことが重要です．記載法には，それぞれのジャーナルの好みがありますので，そのお作法に則って書く必要があります．

　投稿前には，必ず内容を再チェックします．結構見落としがちなことですが，論文の細部に矛盾はないかをよく確認します．表の行ずれ，測定単位の確認，本文中の引用と引用文献の数字の対応など，いろいろあります．

　最も重要なのは著者情報です．著者（自分）の氏名・所属・役職（肩書き），代表著者（コレスポンディング・オーサー，すなわち自分）の連絡先，共著者の氏名・所属・役職（肩書き）などをジャーナルの指示通りに書きます．必要な情報がすべて含まれているかを十分に確認します．

3　カバーレター

　カバーレターとは，投稿する雑誌のエディター（編集者）あてに書く手紙のことです．自分の研究論文はいかにそのジャーナルの内容とマッチしているか，論文の重要性，与える影響について記述します．著者（自分）の情報や投稿しようとする論文の一部または全部に関する過去の出版履歴の開示（もちろん二重投稿は許されません）も行います．カバーレターが隙なく，印象的に仕上がっているかは，その後の論文の行く末に大きな影響を与えますので，非常に重要です．

　実は，私はカバーレターで大失敗をしたことがあります．大学院生になって初めて投稿した論文は「厚生の指標」に投稿した「静岡県健康社会プログラム（ふじ33プログラム）が社会参加にもたらす効果」ですが，こともあろうにカバーレターを付け忘れて投稿してしまったのです．すぐに後追い郵送したのですが（「厚生の指標」は，当時インターネットを介しての投稿ではなく郵送での投稿でした），今思い出しても恥ずかしい出来事です．何はともあれ，その論文は無事採択されたので終わり良ければすべて良しなのですが，皆さんが論文投稿する際には，決してカバーレターを付け忘れるようなことをしないようにしてください．

4　論文投稿後の流れ

　当たり前のことですが，論文は投稿すればすぐに掲載されるものではありません．多くの場合は何か月も，少なくとも月単位での過程は待たないと，査読報告書を受け取ることも，論文の掲載可否も知ることもできません（時には1年以上です．私の知り合いの研究者は2年間待ったといっていました）．ここでは，私が分かる範囲での論文投稿後のプロセスを説明しようと思います．

　ジャーナルへ論文投稿する際には，海外でも日本でも，昔はすべてプリントアウトして郵送していたようですが，現在ではほとんどのジャーナルでは，オンライン上の投稿システムで処理を行っています．私も今までリジェクトされた回数も含め10回以上オンラインで論文投稿していますが，若干の違いはあるものの，大体似通ったワークフローに従います．投稿回数が増えてくるとだんだんと流れが分かってきて，初めて投稿したときにかかった

時間に比べると，随分早く投稿できるようになってきます．

　ジャーナルに論文原稿が投稿されると，担当編集者に割り当てられる前に，簡単なチェックが行われます．この段階での目的は，先ほど述べたお作法に沿って論文が書かれているかを確認し，事務的手続きレベルで論文を次の段階に回すことが適切かどうかを見極めることです．具体的には，書式の条件が守られているか，書かなければならないことがすべて網羅されているかどうか，ジャーナルのテーマに合っているかなどです．

　以前に私が投稿した論文で「利益相反」について書かれていないということで，事務レベルでの受理すらなかなか進まないことがありました．実際は「利益相反」について記載してあったので，なぜ受け付けてくれないのか最初はよく分からなかったのですが，論文内での「利益相反」の記載位置が微妙に間違っていたのが原因でした．そのせいで，編集者の手に論文が渡らない数日間を無駄に要してしまいました．このように何らかの不手際があると事務局で論文が止まってしまい，いつまでたっても先に進みません．投稿規定に沿った論文として整ったと判断されて，論文についての事務的な手続きをクリアして初めて，論文が編集者（エディター）の手に渡ります．

　ジャーナルの編集体制ですが，大抵は編集長（Editor-in-Chief）と編集者（Associate Editor）数名からなる編集委員会があります．この委員会は，ジャーナルに掲載する投稿論文を決定するという役割を担っています．編集長のもとに新規投稿論文が届くと，編集長は編集者の1人に論文を割り当てます．そして査読者に回す価値のある論文かどうかを，その担当編集者が決定します．

　どの編集者を担当とするかというプロセスはよく分かりませんが，様々な要素に基づいて決められているようです．具体的には，編集者の専門分野，著者との利益相反の有無といった要素が考慮されるようです．担当編集者に論文が割り当てられると，まずはその編集者が論文を評価し，査読に回すかどうかを決定します．

　エディターズリジェクトといって，最初に受け取った編集者の判断でリジェクトされ，査読者まで回らない場合も結構あります（私も何回か経験しています）．リジェクトの理由を書いてくれる編集者もいて，私の経験したケースは，「症例数が少なすぎる」「使われている薬剤が古い，現在はもっと新しい薬剤が使われている」などでした．また「手続き上で掲載拒否」となる場合の理由には，論文の書き方が不適切で何を言いたいのか全く分からない

場合，方法論なども含めて過去に同様の結果の論文が発表されている場合，論文のテーマがジャーナルの対象領域ではない場合，などが含まれます．

　上に書いたようなすぐにリジェクトとなる要因がなければ，編集者はカバーレターと論文をよく読んで，その内容に理解の深い査読者の候補となる研究者を選び，連絡を取ります．私も，博士論文が"International Journal of Biometeorology"というジャーナルに掲載された約2年後に，まさに同じジャーナルであるInternational Journal of Biometeorologyから「○○という論文の査読者になってほしい」という内容のメールが送られてきて，査読を依頼されたことがあります．そのときに初めて「査読者」は「編集者」からこのように査読依頼を受けるのだということを知りました．

　査読を依頼された研究者は，もちろん断ることも選択肢にあります．自分の研究で現在は手一杯であり，それこそ自分が投稿している最中で，査読する暇がないということであれば，断っても構わないのです．ただ，私は引き受けることにしました．その論文は「ノースカロライナ州における気団と片頭痛で救急外来に訪れる患者との関連」をみたもので，私の研究内容に近いものであり，私の論文もその論文の参考文献として引用されていました．実は，最初は引き受けるかどうか少し迷ったのですが，せっかくの機会でもあり，さらに自分の論文が引用されているのも，とても嬉しく思ったので，結局引き受けることにしました．

　査読期間は2〜3週間くらいだったと思います．送られてきた論文を熟読し，論理の破たんや矛盾がないか，採用されている統計手法は適切か，研究の限界について述べられているかなどを確認しました．そして，著者に修正してほしい箇所や，もっと深く掘り下げてほしい箇所や違う統計を使って結果を表してほしい箇所などを指摘しました．査読の報告はエディターのもとに返し，私以外の査読者の意見もエディターのところで集約されて，最終的には，全員の査読が戻ってきた時点でエディターが査読者たちの意見を参考にして，アクセプト，リバイズ，リジェクトのいずれかを選択します．その論文はリバイズの過程を経て，現在はInternational Journal of Biometeorologyに掲載されています．アクセプト，リバイズ，リジェクトについては，次の項で説明します．

5 エディターの決定
―アクセプト，リバイズ，リジェクト (accept, revise, reject)―

　査読の過程を経た論文をその後どうするかは，エディターが決定権を持ちます．アクセプトは，もちろん投稿した論文がそのジャーナルに掲載されることを意味しますが，投稿してすぐにアクセプトされることはまずありません．前項で，私が査読した論文は「リバイズの過程を経て」と書きましたが，リバイズとは査読者の指摘を受けて論文を修正することです．

　リバイズには大きく分けて**メジャーリビジョン**と**マイナーリビジョン**の 2 種類があります．簡単に説明すると，メジャーリビジョンは大幅に修正しなくてはならないことを，マイナーリビジョンは小さな修正で済むことを意味します．自分の経験からいえば，マイナーリビジョンだったら小躍りして喜ぶという感じです．メジャーリビジョンだったらちょっとへこみますが，リジェクトではなくて大幅改訂すればアクセプトしてもらえる可能性があるのですから，奮起して頑張ろうと思います．

　リジェクトは投稿したジャーナルに載せることはできないことを意味しますが，最初にリジェクトの文字を目の当たりにしたときは本当に落ち込みました（その後，何回もリジェクトを経験して慣れてくると，ダメならまた違うジャーナルに頑張って投稿しようという気になってきます）．

　実は，博士論文は最初に PLOS ONE というオンラインジャーナルに投稿して，査読までは回ったのですが，最終的にはリジェクトされました．査読者は 3 人で，それぞれのコメントを読むことができました．コメントでは，査読者の 3 人のうち 1 人は私の論文に対して修正は必要ではあるが，修正すれば掲載の可能性があるのではと思えるような比較的好意的なコメントでした．しかし，残りの 2 人のコメントは結構厳しいものでした．どのようなコメントがあったか査読者の意見をいくつか下に示します．実際の査読者のコメントは，英語で書かれています．

〈査読者 1〉
- 片頭痛患者は，頭痛が起こったときに，NSAIDs（非ステロイド性解熱鎮痛剤）ではなく，むしろトリプタン系の薬剤を使うでしょう．著者はトリプタン系薬剤の使用について触れていません．
- 著者は 1 つのチェーン薬局からのみのデータを使っています．これに関

してはバイアスがあるでしょう．
- この研究は頭痛の種類を区別していません．
- 頭痛以外の他の痛みも天候の変化に従って悪くなるかもしれません．そして研究結果に影響を及ぼすかもしれません．

〈査読者2〉
- 気象データに関して，1つの観測所からのデータを使っているが，この研究エリアの大きさはどのくらいですか？ 1つの観測所で，このエリアでの気温や降雨などの情報は網羅されていますか？
- 方法において，著者は変換された指数を使っています．用いた公式もしくは手順についてもう少し詳しく説明してくれませんか？
- ビッグデータが必ずしも代表的データとイコールである必要はありません．著者は研究エリアの人口のかなりの人数が分析に含まれているといっていますが，データの代表性はもう少し注意深く評価されるべきです．ポイントカードを持っている人たちがとても似通った社会経済的特性を分かち合っているかもしれません．

〈査読者3〉
- この論文は日本のある地域のロキソプロフェンの売上データを用いて天気と頭痛発症の関係を探求した大規模研究を記述しています．データ収集は厳格になされており，サンプルサイズも大きいです．データは結論をサポートしています．
- 頭痛に影響する要因はとても複雑です．著者がロキソプロフェン購入時の状態や薬品購入者の情報に関して，今回収集したデータ以外の他のデータを集めることができたかどうかは分かりません．現在のデータに基づけば分析はこれでよいですが，もし頭痛発症の交絡因子となり得る他のデータ（年齢，性別，全身性疾患の既往など）を消費者のサブサンプルの中で追加で集めることができれば分析の妥当性は向上するでしょう．

3人の意見を総合的に判断して，エディターはリジェクトの決定を下したのですが，自分としては3人のうちの1人は私の論文をかなり好意的に見てくれて，修正すればより良い論文となる可能性を示してくれたのに，なぜリジェクトなのとやるせない気持ちになりました．しかし，「リジェクト」は

あくまでもエディターの判断ですから仕方がないと気持ちを切り替えました．その後，これらの査読コメントを活かして論文を修正し，別の雑誌であるInternational Journal of Biometeorologyに投稿しました．

6 ついに論文掲載へ

　International Journal of Biometeorologyに論文を投稿してしばらく経つと，エディターを通過して，無事に査読者へ論文が渡りました．そして約3か月間の査読期間を経て，マイナーリビジョン（minor revision）という決定が下りました．マイナーリビジョンはいくつかの修正をしてくださいという指示であり，査読者の指摘を受けて，それに対してきちんと対応ができれば，アクセプトしてもらえる可能性が広がります．逆にいえば，対応ができなければ，そのままの状態ではアクセプトはしてもらえません．とにかく査読者まで論文が回り，リジェクトでなくリバイズであったということは大きなチャンスを与えられたと考えてよいと思います．

　International Journal of Biometeorologyの査読者から受けた指摘やコメント，それに対する私の返答を以下に示します．実際のやり取りはすべて英文です．

〈査読者1〉
- 頭痛の発症は気象条件の悪化と共に増加したとは，まだ結論付けられないかもしれません．ロキソプロフェンは50％以上の頭痛に使用されていましたが，40％以上は頭痛以外の用途にも使用されていました．これらのデータは，ロキソプロフェンが頭痛だけでなく他の痛みにも関係していることを表しているかもしれません．

〈私の回答〉
- データによるとロキソプロフェンの購入は，頭痛だけではなく他の痛みに使用する目的でも起こることを示していますが，頭痛以外で主に使われている生理痛や歯痛は気象の変化とはあまり関連が深くないと思われる痛みです．頭痛と同じように気象との関連が疑われるような関節痛や神経痛の占める割合は小さいです．

〈査読者2〉
- なぜロキソプロフェン購入者へのインタビュー調査は1週間しか行われなかったのですか．調査時期以外のロキソプロフェンの購入理由は同じで主に頭痛のために購入しているということがいえるでしょうか．

〈私の回答〉
- 本来であればロキソプロフェンの売り上げと天候を調査した1年間に対して，インタビュー調査も行うのが理想的であると思います．しかしながら，我々が調査したドラッグチェーンは約50店舗で，かなり大規模なチェーンであり，従業員の負担を考えると1年間すべての店舗で調査をし続けることは難しいという判断になりました．日本において，ロキソプロフェンはとてもよく売れている鎮痛薬であり，ロキソプロフェンの売り上げの季節による変動は私たちのデータによると小さなものでした．このようなことから鑑みて，私たちはロキソプロフェンの購入は1年を通して大きく変動するものではないと考えました．従って私たちはロキソプロフェンの購入理由を把握するにあたり，1週間の購入者調査データでも許容できるのではないかと考えました．

〈査読者2〉
- 著者はロキソプロフェンの売り上げと頭痛の発症には関連があると結論付けています．しかしながら，この方法は頭痛の発症だけでなく頭痛の悪化も反映しているのではないかと思います．従って私は，論文中の「頭痛の発症」を「頭痛の発症と悪化」に変更することを推奨します．

〈私の回答〉
- アドバイスをありがとうございます．あなたのアドバイスに従って「頭痛の悪化」も論文中に反映しました．

〈査読者2〉
- 痛みと病態生理学的な潜在的関連性を示す論文としてMesslingerらの研究(Headache. 2010 Oct；50(9)：1449-63)も含めるとよいでしょう．

〈私の回答〉
- Messlinger らの研究について教えていただいてありがとうございます．この研究について論文内で言及し，参考文献とします．

 以上が 2 名の査読者から受けたコメントです．両査読者は，納得がいかない箇所や修正してほしい箇所について具体的に書いています．私も 1 つ 1 つのコメントに対して丁寧に対応しました．
 一般論として，査読者のコメントに対する回答としてはいくつかの違った対応方法があります．基本的には査読者の指摘を受け入れるかどうかということになると思います．例えば，分析方法がおかしいといわれて，自分もそれに納得すれば一から分析をやり直さなければなりません．ただ，査読者が使用したほうがよいと指摘した分析方法より自分の選択した分析方法がより優れていると思えば，その理由を査読者に対する回答に書き，査読者を納得させなければなりません．
 今回の「査読者 1」はロキソプロフェンの売り上げイコール頭痛の発症とはいえないのではとの意見でした．それについては，研究の限界でも説明したように，頭痛以外で大きな割合を占める生理痛や歯痛については気象の影響は受けにくいと考えられ，また気象の影響を受けそうな関節痛などの割合は少なかったことを改めて査読者に示しました．
 「査読者 2」はインタビュー期間をもっと長くとるべきだったのではという指摘でしたが，実際の薬剤師の勤務状況・負担を考えると 1 年もの長い間，ロキソプロフェン購入者全員にアンケートを取ることは，簡単にはできないことです．ロキソプロフェンの売り上げが年間を通じてそこまで季節の影響を受けるわけではないことがデータで分かっているので，1 週間，全店舗で全ロキソプロフェン購入者にアンケートを行うことで，ある程度の購入動機の全容はみえるはずであると考えたことを査読者に返答しました．また，「査読者 2」の頭痛の発症だけでなく悪化も加えたらどうかというアドバイスには私も納得しましたので，即，取り入れました．さらに，「査読者 2」は私が取り入れていなかった気象と痛みの関連の作用機序に関する参考文献も示してくれたので，それももちろん本文中に組み入れました．
 このように，1 人 1 人の査読者の指摘に対して丁寧に対応していくことが肝心です．自分が納得できなければ，査読者の指摘のすべてを受け入れる必要はないと思います．ただ，その場合は，どうしてその指摘を受け入れない

のかについて査読者が納得する説明をすることが必要となるのです．

　私の対応は査読者やエディターに受け入れられたようで，修正した論文はアクセプトされ，International Journal of Biometeorologyという国際気象雑誌に掲載してもらうことができたのです．

　International Journal of Biometeorologyに最初に投稿してからアクセプトされるまで，約半年かかりました．投稿してからアクセプトされるまでどのくらいかかるかは，ジャーナルによるところが大きいです．また，査読者がなかなか見つからないときも，おそらく時間がかかるでしょう．査読期間が長くかかるジャーナルでは2年という話も聞いたことがあります．そこまでの時間がかかるのは本当にまれな例ではあると思いますが，1年くらいはかかるかもしれないと思って投稿に臨んだほうがよいと思います．すでに掲載されている論文をよく見ると受付が○年○月，リバイズが○年○月，アクセプトが○年○月と書かれていることが多いので，早めに決定を出してくれるジャーナルを選びたい場合は，参考になると思います．

　いずれにせよ，私の博士論文 "Weather and headache onset：a large-scale study of headache medicine purchases"[14]はこれでめでたくアクセプトになったわけです．

7　薬局薬剤師，ドラッグストア薬剤師が研究を行う意義

　最後に，薬局薬剤師，ドラッグストア薬剤師がどうして研究を行う必要があるのかという意義について考えてみたいと思います．

　まず，研究室では決して行うことのできない，ドラッグストア薬剤師，薬局薬剤師ならではの視点でのテーマを選ぶことができることが挙げられます．もちろん，研究所の研究員や大学教員などが行う研究には，一般の人にはすぐには分からないような，その分野に精通し特化した素晴らしい研究が多くあります．しかし，薬局薬剤師が身近な疑問から思い付いた研究は，一般の人にも意外と分かりやすく，役にも立つ可能性が十分にあります．つまり，情報源である患者さんと毎日会話を交わしている薬剤師には，そこからいろいろな研究の種を知らず知らずのうちにもらっているのです．そして，今まで培ってきた経験から生まれるインスピレーションによって，患者さんからもらった種から仮説を生み，その種をもとに集めたデータの解析によって，仮説を検証することができるのです．

薬局やドラッグストア内には，ビッグデータがあります．しかし，大学教員や研究所の研究員は，患者さんと接することはありません．せっかくビッグデータがあっても，患者さんと接触する経験のない人にはそれを活かすことは難しいのです．つまり，研究者には，このタイプのデータの利用は難しい可能性が高いのです．一方で，患者さんと普段接している薬局薬剤師やドラッグストア薬剤師は，研究するスキルがある人が少ないので，そのデータを活用しきれていません．

　これからの薬剤師は職能を拡げて，データの活用法を身につけ，研究にも携わっていくべきです．皆さんも，一歩踏み出して，薬局薬剤師にしかにしかできない研究をどんどん発信していきましょう．

おわりに

　最後までお付き合いくださりありがとうございました．私自身，この本を書くにあたって，疫学用語でうろ覚えだった部分を改めて見直して，復習しながらの執筆作業でした．

　皆さんは，どのような感想を持たれたでしょうか？　論文を書くって大変そうだけど，もしかしたら自分にも書けるかもと思っていただけたなら本望です．しかしながら，論文を書く前には研究をしなければなりません．研究っていわれると，とてつもなく大変なことのように思えて，しり込みをしてしまう方も多いのではないかと思います．しかし，一歩を踏み出さないことには，何も変わりません．

　振り返って，私が研究の世界に第一歩を踏み出したきっかけは何だったのかと考えると，本文でも書きましたが，大学薬学部，薬科大学が6年制になったことだと思います．ちょうど6年制になるという話を聞いたころ，薬剤師仲間の1人が「私は4年で卒業できて本当にラッキーだったわ．6年も大学に通うのは嫌だし，6年制だったら薬剤師になっていなかったかもしれない．」という話をしていました．私はその話を聞いたとき，反論こそしませんでしたが，心の中では「それはちょっと違うのではないかな．これから6年制の薬剤師が入ってくるのだから，私たちも彼らを教えられるだけの知識を持って，迎え入れる必要があるのではないか．」と切実に思いました．

　現実に6年制薬剤師はこれからも増え続けていき，4年制の薬剤師は減り続けていくのであるから，少なくとも2年分多く勉強した薬剤師に対して，堂々と渡り合える薬剤師になりたいと思ったのです．そういった思いが強くなり，その後，修士課程，博士課程へと進んでいくことになるのですが，その中で培った研究する力というものは，何物にも変えがたい貴重な宝となりました．

　もちろん，人間はたった1日で大きな成果を挙げることはできません．目標を立て，それを成し遂げようと決めない限り，だらだらと過ごしているうちに時は流れていってしまいます．しかし，何かを成し遂げようと決断したその日から，人間は変わることができるのです．1日10分でもいいので，まずは何かを始めてみてください．リサーチクエスチョンを考えることでも

いいですし，疫学の本を読むことでもいいですし，英語の勉強を始めることでもいいかもしれません．それが必ず，明日に繋がっていきます．継続は力なりです．

　この本の中で，私は英語で論文を書くことを目標に掲げました．もちろん，日本語の論文を軽んじているわけではありません．ただ，英語論文を書くということは，世界に自分の研究を発信できることを意味します．これは本当に素晴らしいことではないでしょうか？　私の博士論文は海外の研究者から参考文献として引用されていますが，日本語の論文を書いても，海外からの引用は基本的にはあり得ません．なぜなら，海外の人は日本語が読めないからです．

　皆さんが頑張って研究を成し遂げたときは，やはり全世界の研究者に読んでもらえる機会を増やすためにも，英語で論文を書くことをお勧めします．もちろん，いきなり英語は大変だと思う方も多いでしょうから，まず日本語の論文を書いて，論文投稿，掲載という過程を経験して，少し慣れてからでもよいと思います．論文1本だけでなく，継続して研究をし，論文の本数を重ねていってください．そして，英語での論文掲載を目指してほしいと思います．日本国内でも，英文の論文を出版しているジャーナルは多くあります．そのようなジャーナルは，投稿規定も日本語と英語が併記されていることも多いので，取っ付きやすいかもしれません．

　かくいう私もまだまだひよっこ研究者で，全く大きなことはいえません．これからも皆さんと一緒に，薬局で「あれ，どうしてだろう？」と思った小さな疑問を見逃さずに，研究活動を続けていきたいと思っています．そして，この本によって皆さんの初めの一歩となるお手伝いができたのなら，こんなに嬉しいことはありません．

　また，疫学や統計学についても，薬局薬剤師が論文を書くにあたって最低限必要だと思った知識については，私が今までに行った研究を例に交えながら，できるだけ分かりやすく説明したつもりです．私自身，理解習得するのに大変苦しみましたし，今も，現在進行形で習得中です．使用する分析方法も，時代とともに変化するのでついていくのが大変です．この本の中で少し取り上げたプロペンシティスコアも，一昔前にはあまり使用されてなかったと思いますが，現在はトレンドになっています．疫学，統計学については，詳しく丁寧に書かれてある本がたくさん出版されていて，私もこの本を書くにあたって参考にさせていただきました．この場をお借りして，著者の先生

方に心より御礼申し上げます．参考図書，参考文献として挙げさせていただきましたので，より深く勉強したい方は，ぜひ手に取ってみてください．

　最後になりますが，私を研究の世界に導いてくださった尾島俊之先生をはじめ浜松医科大学健康社会医学講座の先生方，そして野田龍也先生(当時浜松医科大学所属，現在奈良県立医科大学所属)に心より感謝の意を表します．

参考文献

1. Ozeki K, *et al*. Association of Hay Fever with the Failure of Helicobacter pylori Primary Eradication. *Intern Med*. 2016；55（13）：1729-1734.
2. Hori M, *et al*. Secondhand smoke exposure and risk of lung cancer in Japan：a systematic review and meta-analysis of epidemiologic studies. *Jpn J Clin Oncol*. 2016；46（10）：942-951.
3. 神田善伸：ゼロから始めて一冊でわかる！みんなのEBMと臨床研究．南江堂，2016.
4. 近藤克則：社会福祉学研究2009．巻頭言
5. Grandjean P. Seven deadly sins of environmental epidemiology and the virtues of precaution. *Epidemiology* (Cambridge, Mass.). 2018；19（1）：158.
6. 尾関佳代子ら．静岡県健康長寿プログラム（ふじ33プログラム）が社会参加にもたらす効果．厚生の指標 2015；62（2）：24-29.
7. 医療政策学×医療経済学（津川友介）HP https://healthpolicyhealthecon.com/2014/12/15/validity-and-reliability/
8. 福原俊一：リサーチクエスチョンの作り方．健康医療評価研究機構，2008.
9. Fukui T, *et al*. The ecology of medical care in Japan. *Jpn Med Assoc J*. 2005；48（5）：163-167.
10. Takahasi O, *et al*. The ecology of medical care in Japan revisited. *Value Health*. 2014；17（7）：A434.
11. Sakai F, *et al*. Prevalence of migraine in Japan：a nationwide survey. *Cephalalgia*. 1997；17（1）：15-22.
12. Sato J. Possible mechanism of weather related pain. *Jpn J Biometeorol* 2003；40：219-224.
13. Vandenvbroucke JP, *et al*. Strengthening the Reporting of Observational Studies in Epidemiology (STROBE)：Explanation and Elaboration. *Epidemiology*. 2007；18：805-835.
14. Ozeki K, *et al*. Weather and headache onset：a large-scale study of headache medicine purchases. *Int J Biometeorol*. 2015；59（4）：447-451.

〈疫学，統計学に関する参考資料〉
- 中村好一：基礎から学ぶ楽しい疫学 第2版．医学書院，2006.
- 日本疫学会監修：はじめて学ぶやさしい疫学（改訂第3版）．日本疫学会標準テキスト，南江堂，2018.
- 中村好一：論文を正しく読み書くためのやさしい統計学 改訂第2版．診断と治療社，2010.

薬局から研究を発信しよう！
──────────────────────────

2019年10月10日　第1刷発行

著　者　尾関 佳代子

発　行　株式会社 薬事日報社
　　　　〒101-8648　東京都千代田区神田和泉町1番地
　　　　　　　　電　話　03-3862-2141（代表）
　　　　　　　　URL　https://www.yakuji.co.jp/

組版・印刷　永和印刷株式会社

©2019 Kayoko Ozeki
ISBN 978-4-8408-1502-4

落丁・乱丁本は送料小社負担にてお取替えいたします。
本書の複製権は株式会社薬事日報社が保有します。